AF345133

TRAITÉ
DES MALADIES
DE LA PEAU
EN GENERAL;

Avec un court Appendix fur l'efficacité des Topiques dans les Maladies internes, & leur maniére d'agir fur le Corps humain.

Traduit de l'Anglois du Docteur TURNER, *par* M. ***.

TOME PREMIER.

A PARIS,

Chez JACQUES BAROIS, Fils, Libraire, Quai des Auguftins, à la Ville de Nevers.

M. DCC. XLIII.

Avec Approbation & Privilége du Roi.

PRÉFACE
DU TRADUCTEUR.

QUOIQUE plufieurs Auteurs ayent parlé des affections cutanées en traitant des Maladies du corps humain en général, je n'en connois point du moins parmi les Modernes, qui ayent publié en notre Langue (a) un Traité complet & particulier de celles de la Peau : j'ai donc cru rendre quelque fervice aux Médecins & aux Chirurgiens de ma Nation, en les mettant à portée de lire & de profiter de l'Ouvrage dont je publie la Traduction. Cinq Editions faites de ce Livre en affez peu de tems, dans une Nation auffi éclairée & auffi fçavante que l'*Angleterre*, font des preuves beaucoup moins fufpectes du mérite & de l'utilité de

_____

(a) Hafenreffer en a donné l'année 1660. un Traité en latin.

l'original, que tous les éloges que
j'en pourrois faire. Je me contenterai
de faire remarquer que notre Auteur
touché des cataſtrophes qui arrivent
tous les jours dans les maladies de la
Peau par l'uſage des topiques appliqués mal-à-propos, s'eſt attaché
à répandre dans ſon Ouvrage des régles & des précautions que les perſonnes affligées d'éruptions cutanées, & les jeunes Praticiens appellés pour les guérir, ne devroient jamais perdre de vûe. Elles enſeigne-
roient à ceux-ci à ſe conduire avec
ſûreté; elles muniroient les autres
contre les vaines & dangereuſes promeſſes des empyriques & des igno-
rans; qui ſans faire attention que preſque tous les accidens cutanés ne ſont
qu'un effort de la nature pour ſe dégager de la matiére nuiſible par les
pores de la Peau, en empêchent la
diſſipation, & la repouſſent ſur les
viſcéres par leurs applications hui-
leuſes, froides, ou deſſéchantes; au
lieu de travailler auparavant à purifier

la maſſe des humeurs , & de ſuivre la nature dans la criſe où elle eſt occu-pée.

J'ai ſenti, comme l'Auteur, que quelques anciennes formules inſé-rées dans cet Ouvrage, pourroient n'être pas du goût de tout le monde , ſur-tout dans ce ſiécle éclairé , où la ſimplicité des remédes eſt ſi judicieu-ſement obſervée dans la pratique de la Médecine : mais comme, outre les longues & anciennes formules , M. *Turner* a ordinairement ſoin d'en donner pluſieurs dans la curation de chaque maladie , conformes au goût & à la ſimplicité modernes , je n'ai point voulu ſupprimer, ni raccourcir les premiéres , conduit par le même motif que celui que l'Auteur allé-gue pour lui-même dans ſon Aver-tiſſement.

J'ai ſupprimé dans le cours de l'Ouvrage bien de petits détails , qui, outre leur inutilité , auroient rendu dans notre Langue la narra-tion froide & ennuyante : j'ai pris

auſſi la liberté de retrancher du dernier Chapitre de la premiére Partie,
les différentes hiſtoires des effets at-
tribués par l'Auteur au pouvoir de
l'imagination de la mere ſur le *fœtus* ;
parce que, outre l'air de fable que
la plûpart de ces relations portent
avec elles, on les trouve ramaſſées
dans une brochure traduite depuis
environ cinq ans de l'Anglois de
M. *Blondel*, où cet Auteur a entrepris de réfuter le ſentiment de M.
Turner ſur les taches maternelles. Je
me ſuis contenté de prendre uniquement de ce Chapitre ce qui con-
cerne la maniére d'emporter, ou de
détruire les différentes marques que
les enfans portent quelquefois en venant au monde. Mais j'ai eu toûjours en vûe dans les libertés que j'ai
priſes, de ne rien retrancher de ce
qui m'a paru utile & eſſentiel. Je
me ſuis auſſi fait une loi de ſuivre par-
tout le ſens de l'Auteur, & de rendre celui-ci auſſi intelligible que la
matiére a pû le permettre. M. *Turner*

parle presque toûjours comme opé-
rant lui-même , parce qu'il a exercé
la Chirurgie pendant plusieurs années avant que de prendre le grade
de Docteur , & d'être aggrégé au
Collége des Médecins de *Londres*.

On prie le Lecteur de consulter
l'*Errata* , & de corriger lui - même
les fautes qui se sont glissées dans
l'impression , sur-tout aux endroits
des formules où l'on trouve quelquefois le caractére qui marque
l'once pour celui qui indique la
dragme , & quelquefois celui - ci
pour le premier.

AVERTISSEMENT
DE L'AUTEUR.

LE Libraire qui a débité avec succès la premiére Edition de mon
Traité des Maladies de la Peau , m'a
prié de lui communiquer mes Augmen-
tations pour la seconde qu'il avoit dessein de mettre sous presse : On trouvera dans cette nouvelle Edition plusieurs Observations , & quelques Remarques que j'y ai ajoûtées, à mesure
que mes occupations me l'ont permis.

J'ai eu d'abord quelque envie d'en
diminuer le nombre des Recettes, en
supprimant quelques anciennes formules qui ne font plus en usage aujour-
d'hui, & de retrancher toute la partie
phisiologique & spéculative , pour rendre ce Traité purement pratique ; mais
plusieurs personnes judicieuses m'ayant
fait connoître que je pourrois par cette
conduite désobliger plusieurs amateurs
de l'Antiquité ; & que d'ailleurs la lecture de l'ouvrage en seroit trop séche.

& moins agréable, je me suis détermi-
né à n'y rien changer à cet égard.

Il est inutile de m'étendre ici sur la
bonté d'un Ouvrage qui a déja subi
le jugement du Public, & qui a eu
une approbation générale : je ferai seulement remarquer qu'un Auteur s'est
attribué à peu près le même sous le titre d'*Abrégé des Maladies de la Peau* ;
un autre a aussi fait la même chose
en donnant un titre nouveau à mon
Traité des Maladies Vénériennes. Mais le
dessein de pareilles conduites, & des af-
fiches & avertissemens continuels dis-
tribués par ces sortes de gens, pour dé-
biter leurs remédes empyriques, a été
déja si bien mis au jour par un Membre
de notre Collége, sous le titre de *Char-*
latan moderne, qu'il seroit inutile de s'arrêter davantage sur ce sujet.

Outre les Remarques & les Observations ajoûtées à cette nouvelle Edition,
j'y ai joint une Table générale, où le
Lecteur pourra voir comme d'un coup
d'œil, les Matiéres contenues dans cet
Ouvrage, & trouver sans peine l'endroit qu'il aura envie de chercher.

INTRODUCTION.

LE deffein que j'ai formé de traiter des Maladies de la Peau, femble exiger que je donne auparavant la defcription de cette partie, & de celles qui en font dépendantes. Je commencerai par la Cuticule.

Cette membrane eft nommée Épiderme par les Grecs, parce qu'elle couvre immédiatement la peau placée au-deffous. Elle a reçu de fa fineffe, le nom de Cuticule. Elle eft mince, tranfparente, dépourvûe de fentiment, & revêt toute la furface du corps. Sa couleur eft naturellement blanche ; mais elle varie à raifon des humeurs qui font au-deffous. Ainfi dans l'ictére elle paroît jaune ; dans les perfonnes fanguines, rouge ; dans les Éthiopiens, noire ; dans les Egyptiens, tannée ; dans les Flegmatiques & les Cachectiques, pâle & blafarde.

L'Epiderme eft fenfiblement ouvert avec la peau dans plufieurs endroits, comme aux oreilles, aux yeux, au nez, à la bouche, à l'anus & à la vulve ; il

eſt auſſi percé par-tout des mêmes pores. Ceux-ci preſque imperceptibles à
l'œil nud, donnent paſſage aux *fuligi-
noſités* du ſang, & ſervent comme à lui
donner du vent pour en tempérer la
chaleur.

Ses principaux uſages ſont de modï-
fier le ſentiment du toucher, de garantir la peau des impreſſions des objets
extérieurs, de fermer les bouches des
petits vaiſſeaux, & des excrétoires glanduleux diſperſés par toute l'étendue de
ce tégument, & de laiſſer ſortir en même tems les humeurs ſuperflues par ſes
pores. Enfin l'Epiderme contribue à la
beauté & à l'ornement de toute l'habitude du corps, en couvrant les inégalités placées au-deſſous.

La peau, qui s'étend auſſi ſur toute
la circonférence du corps, eſt l'organe
du toucher : celui-ci ſe manifeſte davantage au bout des doigts, que dans
les autres parties de ſa ſurface : elle ſert
auſſi de baſe & de défenſe à toutes les
autres parties cutanées, & fournit un
émonctoire à tout le corps.

Hippocrate & *Galien* lui attribuent encore l'uſage d'indiquer, ou de faire connoître le tempérament, le bon & le
mauvais état du corps. *Riviere* dit auſſi

dans fes Inftitutions, que la peau, fur-tout celle des extrémités des doigts de la main, eft l'indice du tempérament.

Mais cette defcription étant trop gé-nérale, nous avons cru y en devoir join-dre une plus exacte & plus anatomique.

L'exact *Stenon* & *Malpighi* ont fort bien traité de la Peau; mais fa ftructure paroît être encore mieux décrite par le Profeffeur *Bidloo*, & enfuite par *Cowper*. La figure que celui-ci en donne dans la quatriéme Table de fon grand Ouvra-ge, mérite l'attention des Sçavans & des Curieux. Voici comme ce grand Anatomifte s'explique fur cette matiére.

A l'aide du Microfcope la Cuticule paroît compofée de plufieurs petites lames écailleufes, attachées aux mame-lons de la peau : ces lames font fi étroi-tement unies enfemble, qu'elles fem-blent n'être qu'une feule & même mem-brane, quand on fépare l'Epiderme de la peau par l'application des véficatoi-res, dans les perfonnes vivantes, ou par l'eau boüillante, & un fer chaud, &c. dans les cadavres.

La peau paroît être plus ou moins belle felon le nombre de ces lames; & c'eft de-là qu'on dit communément, qu'une perfonne a la peau ou plus fine,

ou plus grossiére : quoique la jaunisse &
d'autres maladies en changent souvent
aussi la nature & la couleur.

La Cuticule aussi-bien que la Peau,
n'est point uniforme, ou également é-
paisse par-tout, parce que le nombre de
ses lames est plus grand dans certains
endroits que dans d'autres : celle des lévres ne paroît pas en avoir plus de
deux, les autres parties en ont davantage, rarement moins. Ces couches ne
font pas feulement plus nombreuses,
mais chacune d'elles est même plus
épaisse aux plantes des pieds de ceux
qui marchent beaucoup, & aux mains
de ceux qui sont exposés au travail. Si
l'on fait macérer pendant quelques jours
l'Epiderme dans l'eau, ses lames se sé-
parent, de sorte qu'on peut la diviser en
deux, & quelquefois en trois & quatre
pellicules. On peut observer la même
division dans les ampoules élevées par
les véficatoires.

Le Docteur *Drake* (*a*) dit dans la
description qu'il donne de la Cuticule,
qu'elle n'a point de vaisseaux propres
qu'on ait encore pû découvrir par l'Ana-
tomie : cependant, continue-t-il, l'examen que j'ai souvent fait des ampoules

(a) *Anthropologia nova, vol. I. p. 12.*

élevées par les véficatoires, m'y ayant fait découvrir des glandes affez nombreufes & affez fenfibles, il me paroît certain qu'il y a des vaiffeaux, quoiqu'imperceptibles à l'œil dans cet état, & peut-être avec le microfcope dans les cadavres; parce qu'il eft à préfumer que la confidence, ou l'affaiffement qui arrivent aux vaiffeaux après la mort, fait difparoître ceux de l'Epiderme; par conféquent je fouhaiterois fort, ajoûte notre Auteur, que ceux qui poffédent de bons microfcopes, vouluffent examiner les pellicules enlevées par les véficatoires; & je fuis perfuadé qu'ils découvriroient des chofes inconnues jufqu'à préfent.

J'ai eu occafion d'examiner depuis peu les lames de l'Epiderme dans un Malade attaqué, à la partie interne du genou, d'une éruption lépreufe; l'on en pouvoit détacher des écailles par le frotement. La curiofité me porta à en féparer une avec mon fpatule, de la grandeur d'un demi-écu. Examinée au grand jour, elle me parut fort tranfparente, & d'une ftructure réticulaire : mais il eft à préfumer que les mailles, ou les raies qui paroiffoient fur cette membrane, n'étoient que les impreffions des vaiffeaux placés au deffous, comme les fillons du dedans du crâne ne font que celles des tuyaux de la dure-mere. Revenons à la defcription de M. *Cowper*.

Après la féparation de la Cuticule, les parties de la peau fe préfentent, à l'aide du microfcope, dans l'ordre fuivant.

1. Les mamelons pyramidaux formés de plufieurs glandes. Ils reçoivent les filets capillaires des nerfs cutanés, qui ont la principale part dans leur compofition.

2. Les capillaires des petits vaiffeaux aqueux placés entre les mamelons, felon *Bidloo*, & que certains regardent comme le fiége de la couleur bafanée des Egyptiens, & de la noirceur de celle des Ethiopiens: mais *Cowper* avoüe n'avoir jamais pû découvrir ces vaif-feaux, malgré tous fes foins.

3. Les glandes fudoriferes qui com-pofent les mamelons.

4. Les vaiffeaux de la fueur, ou les conduits excrétoires qui naiffent de ces glandes.

5. Les poils qui fortent des environs des tuyaux fudoriferes.

Outre ces parties on remarque dans

la peau un lacis ou rézeau de vaiſſeaux capillaires, compoſé par les extrémités d'artères, de veines, de nerfs, & de tuyaux lymphatiques.

Il paroît par cette deſcription, dit notre Anatomiſte, que la peau ne ſçauroit être regardée comme une partie ſimilaire ; il n'y en a même aucune dans nos corps, hors qu'on ne voulût appeller ainſi la Cuticule, qui puiſſe paſſer pour telle : les vaiſſeaux ſanguins, les nerfs, & les tuyaux lymphatiques ſont même des parties compoſées.

6. Outre les glandes pyramidales ſudoriferes, qui compoſent les mamelons de la peau, il y en a d'autres placées ſur la ſurface interne de ce tégument, dont les plus conſidérables ſont les axillaires, qui de leur figure pourroient être nommées aſſez proprement *miliaires*. Les vaiſſeaux lymphatiques de tout le bras apportent la lymphe dans ces glandes, d'où elle eſt conduite dans le canal thorachique.

7. Il ſe trouve encore d'autres glandes ſudoriferes, quoique pas ſi ſenſibles que celles-là, ſous la peau des doigts, des aînes, celle du derriére des oreilles, ſous celle de la tête, du front, des paûmes des mains, & des plantes

des pieds. Sans diſtinguer ces glandes par les noms des endroits de leur ſituation, nous les comprendrons ſous la dénomination générale de glandes ſudoriferes, ou de glandes miliaires.

La ſurface externe de la peau eſt marquée, dit *Drake* (a), d'une infinité de lignes qui s'entrecoupant les unes les autres à angles aigus, forment généralement une figure rhomboïdale, quoique dans certains endroits, comme au bout des doigts elles ſoient diſpoſées en ſpirales. Elles ſont plus profondes & plus apparentes aux paûmes des mains, où elles font l'occupation des diſeurs de bonne avanture.

8. Les corps qui donnent naiſſance aux poils, ſont placés auſſi dans la peau, du côté de la graiſſe, & même dans pluſieurs endroits, dans le corps graiſſeux ; certains prennent auſſi ces corps pour des glandes, qu'ils nomment *Piliferes*. Ces glandes, ou plutôt ces racines de poils ont des vaiſſeaux ſanguins, des nerfs, &c. Les poils ſont formés par quelques filamens d'une extrême fineſſe, qui partant du dedans de la racine s'avancent vers la petite extrémité de l'oignon, où ils s'uniſſent pour

(a) *Anthropol. nova, vol. 1. p. 14.*

former la tige qui paſſe par le petit bout du bulbe, & va traverſer la peau.

Les poils, du moins ceux de la tête, ont auſſi leurs maladies, comme nous le voyons dans l'*Alopécie* & le *Plica*, occaſionnés par le vice des glandes cutanées, celui de leurs ſucs, & le déſordre des pores : accidens dont nous renvoyons le traitement dans ſon lieu, nous contentant de remarquer ici, que, quoique les poils ſemblent tranſparens en les regardant au grand jour, examinés au microſcope, ils paroiſſent ſpongieux, & aſſez ſemblables à la partie interne d'un roſeau. Ils ſemblent être compoſés de particules cornées globuleuſes, différemment jointes enſemble, & diverſement colorées. Ils ſont unis & pendans dans ceux qui ſont d'un tempérament humide. Ils ſont rudes & friſés dans ceux qui ont le tempérament ſec (*a*).

Les poils ſont diviſés en leur racine, leur tronc, ou tige, & leur extrémité. Ils varient ſuivant les différentes parties du corps, en figure, en longueur, en groſſeur & en conſiſtance : on obſerve cette différence dans ceux de la tête,

(*a*) Voyez encore ſur cette matiére la Micrographie de *Hook*, Obſ. 32.

des cils, des fourcils, des narines, des aînes, &c. leur couleur varie encore fuivant le tempérament, l'âge, le climat, & les différentes humeurs qui fe mêlent avec leur fuc nourricier.

Les ongles fe trouvant auffi quelquefois affectés dans les maladies de la peau, comme il arrive dans le Panaris & le Pterigion; & ayant d'ailleurs quelques vices en propre, nous avons cru devoir donner ici la defcription de ces parties.

Les ongles font regardés par les uns comme une production des mamelons de la peau, & par les autres comme une continuation de l'Epiderme : mais quoi qu'il en foit, ils font compofés de plufieurs plans de fibres longitudinales foudées enfemble, mais différentes en longueur. Celles qui forment la partie extérieure, ou la furface convexe de l'ongle font les plus longues, & celles qui compofent la furface interne, ou concave, les plus courtes : enforte que les plans diminuant toûjours en longueur, jufqu'au plan le plus interne, qui eft le plus court, l'ongle augmente par degrés en épaiffeur depuis fon union avec l'Epiderme, où il eft le plus mince, jufqu'au bout du doigt, où il eft le plus épais. Lorfque quelque matiére cor-

rofive, comme il arrive dans le Panaris, détruit les tendres racines des fibres de l'ongle, il faut nécessairement
que celui-ci tombe ; après quoi les mêmes fibres, poussant toûjours, donnent
naissance à un ongle nouveau, quoiqu'il ne soit pas peut-être si bien formé que le premier.

Les ongles sont d'une consistance
moyenne entre l'os & le cartilage. Leur
principal usage est de servir à saisir plus
fortement les corps, & à garantir l'extrémité des doigts des injures extérieures.

Les poils en général servent 1°. à
nous garantir des injures de l'air. 2°. Ils
indiquent (sur-tout les cheveux) la constitution du corps, & l'état de la peau,
3°. Ces derniers contribuent à l'ornement & à la beauté.

On a observé quelquefois que la peau
étoit véritablement musculeuse ; de sorte qu'on a vû quelques personnes contracter non-seulement celle du front &
de toute la tête, mais encore celle du
reste de la surface du corps, à la maniére des chevaux & autres animaux,
qui, à la faveur de la structure musculeuse de leur cuir, rident par-tout celui-ci ; afin de chasser les mouches &

autres Infectes qui les piquent. On a vû au contraire d'autres perfonnes dont la peau étoit fi tendue, qu'elles ne pouvoient former aucune ride fur le front, ni même froncer les fourcils ; de forte que dans les tourmens de la torture , elles n'ont pû exprimer par cette voye les affections ordinaires de l'ame , fi vifibles dans le vifage des autres.

Je n'ai rien vû quant à la dilatabilité furprenante de la peau, qui approche de ce que *Meckrin* rapporte d'un jeune Efpagnol , qui , avec la main gauche portoit à fa bouche la peau de fon épaule droite & de fa mamelle, comme il le fit voir dans l'Hôpital d'*Amfterdam* à *Van Horn* , à *Sylvius* , à *Pifon* , & à quelques autres fçavans Médecins : il étendoit auffi la peau de fon menton fur la poitrine , en forme de longue barbe , & la portoit d'abord après fur le fommet de la tête, par où il fe cachoit les deux yeux ; après quoi fe remettant avec régularité dans fa fituation naturelle, elle y paroiffoit auffi unie que celle d'aucune autre perfonne: Cet Efpagnol pouvoit étendre auffi en haut ou en bas la peau du genou & de la jambe droite , de la longueur d'une demi-verge : mais ce qui paroît encore plus remarquable , la peau du côté gauche du corps ne fouffroit aucune extenfion pareille.

En voilà affez pour la defcription des parties qui fe peuvent trouver affectées dans les Maladies de la Peau.

EXPLICATION

des Caractéres de Médecine employés dans les formules de cet Ouvrage.

℔	Livre.
℥	Once.
ʒ	Dragme.
Э	Scrupule.
Gr.	Grain.
m.	Poignée.
p.	Pincée.
ß *placé après ces caractéres ,*	Demi.

TABLE DES CHAPITRES.

PREMIERE PARTIE.

CHAPITRE PREMIER.

TABLE DES CHAPITRES.

SECONDE PARTIE.

CHAPITRE PREMIER.

DES

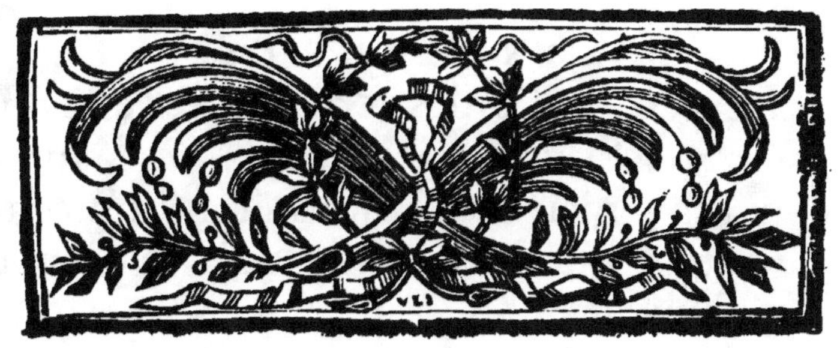

DES MALADIES
DE LA PEAU
EN GENERAL.

PREMIERE PARTIE.

CHAPITRE I.

De la Lépre des Arabes.

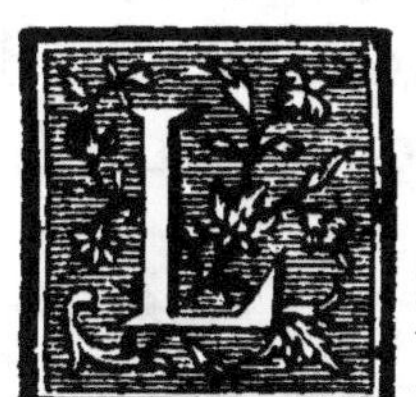L A Peau, confidérée dans fes deux membranes & fes vaiffeaux, eft fujette à une infinité de maladies, qui lui viennent de caufes exter-nes & internes. Nous traiterons des pre-mieres dans la feconde Partie de cet Ouvrage ; & des dernieres, dans celle-ci : Nous n'en verrons point qui deman-dent plus de recherche que les deux

A

Lépres, celle des *Arabes*, & celle des *Grecs*. Nous ferons courts fur la premiere, mais nous nous étendrons davantage fur la feconde dans le Chapitre fuivant.

La lépre des Arabes, ou l'*Elephantiafis*, étant une maladie à peine connuc, ou vûe en Europe dans ces derniers fiécles, & dès-là rarement traitée par les Auteurs modernes, j'ai cru qu'une digreffion fur cette matiére me feroit pardonnée, & pourroit fatisfaire les Curieux.

Le premier objet de ma curiofité a été de rechercher fi cette terrible maladie avoit quelque rapport avec la lépre des Juifs, dont les Livres facrés font mention dans le *Lévitique* : mais la lecture de plufieurs anciens Auteurs m'a donné peu de fatisfaction là-deffus ; je n'en ai pû tirer de plus grands éclairciffemens que ceux qu'on peut trouver dans la réponfe du fçavant *Grégoire Horftius*, (a) à la lettre de *Henri Hoffner* ; où celui-ci lui demande fon opinion fur le *Clauftrum virginale*, ou l'*Hymen*, pris dans le vieux Teftament pour le pucelage des Juives : il lui demande auffi fon fentiment fur la nature de la lé-

(a) *De Hymene & Leprâ.*

pre des Ifraélites: voici comme *Horftius* répond.

Quant à la lépre des Juifs, vous penfez jufte de la croire différente de l'*Elephantiafis*, ou de la lépre décrite par les Médecins. Mais pour mettre cette matiére dans un plus grand jour, il eft néceffaire de développer l'équivoque des termes : pour cela vous devez remarquer que les Médecins Arabes entendoient communément par le mot *Elephantiafis*, une maladie des pieds avec un gonflement confidérable, & des varices dans ces parties ; comme il paroît par *Avicenne*, *Rhafis*, *Avenzoar*, &c. fur quoi voyez *Fuchfius*, liv. 2. chap. 16. & *Forreftus*, liv. 29. obferv. 27.

L'*Elephantiafis* des *Grecs* eft auffi une maladie très-facheufe, & regardée comme rarement curable, fi elle l'eft du tout. *Arateus*, qui l'a élégamment décrite, liv. 2. chap. 13. dit qu'elle eft ainfi appellée de l'afpect hideux de la peau, reffemblante au cuir des Eléphans, par fes tubercules, fa rudeffe, fon épaiffeur, fes gerfures & fes grandes crévaffes.

Cette maladie eft nommée encore , continue-t-il, *Leontiafis* & *Satyriafis*, foit par rapport aux rides que les *Elephanti-*

ques ont fur le front ; foit à caufe de leur grande lafciveté & de leur reffemblance aux Satyres, que les Poëtes feignent avoir un nez plat, des lévres épaiffes, des oreilles pointues, fur quoi voyez *Galien. de cauf. morb. c. 7.*

Amatus Lufitanus nous donne (*centur. 2. curat. 34.*) un exemple de la premiere efpece de ces lépres, dans la perfonne d'un Moine, nommé *Auguftin;* & comme il s'en préfente fouvent de la feconde, il y a dans plufieurs Villes Impériales, des Médecins nommés pour examiner ces fortes de Lépreux ou *Elephantiques ;* & je fuis, ajoute *Horftius,* propofé moi-même pour cela.

L'*Elephantiafis* des *Grecs*, continue-t-il, s'accorde avec la maladie que les Arabes nomment Lépre ; & les defcriptions de cet *Elephantiafis*, données par *Galien, Æginete, Ætius,* & autres, font attribuées à la lépre par *Rhafis & Avicenne*, fur quoi voyez *Fuchfius.*

La lépre des *Latins* & des *Arabes* n'eft donc, communément parlant, que l'*Elephantiafis* des *Grecs*, que nous définirons une *Cachexie* fale, contagieufe, &, pour ainfi dire, cancereufe de toute l'habitude du corps, occafionnée par quelque vice du foie, ou de la rate, pro-

duit par des humeurs atrabilaires-aduſ-
tes : d'où *Paul Æginete* lui donne (livre
4. chap. 1.) le nom de maladie, qui gâte
la couleur, la forme & la figure des
membres, à cauſe de l'effuſion d'une
bile corrompue, par tout le corps, &
d'une intempérie chaude & ſéche des
viſceres, gâtant la ſanguification, &
produiſant cette qualité particuliere &
vénéneuſe, communiquée de trois differentes maniéres. 1° Par les parens,
aux enfans. 2°. Par le commerce ordinaire, & par le vénerien. 3°. Par un vice
contracté, ou développé par le mauvais air & la nourriture. *Fallope* attribue
à cette derniere cauſe, la production
de cette maladie, même à préſent en
France & en Allemagne : d'autres comme *Cardan*, la font venir de la conception, dans le tems de l'évacuation menſtruelle : mais pour faire encore mieux
comprendre ſa nature, j'ai mis ici, ajoûte *Horſtius*, la méthode que j'employois
lorſque j'étois requis par les Magiſtrats
d'examiner les infectés, avant qu'ils fuſſent ſéparés de la ſocieté, & enfermés
dans les Hôpitaux de *S. Lazare*. D'a-
bord je m'informe, dit-il, de leur nom,
& de ceux de leurs parens, & enſuite je
leur demande ſi ces derniers ont jamais

été Lépreux, & dans ce cas, s'ils ont
depuis commercé avec eux : comment
ils ont vécu, quel est leur tempérament, s'ils ont éprouvé la suppression
de quelque évacuation naturelle : s'ils
sont incommodés d'éructations fréquentes : s'ils sont resserrés, enclins au désir
de la chair ; si l'urine est bourbeuse ;
l'haleine & les sueurs puantes, le pouls
foible, la respiration difficile & la poitrine étroite : s'ils sont pesans, tristes,
& nonchalans ; si le sentiment du tact
est émoussé : les parties externes froides, le sommeil interrompu : enfin s'ils
sont incommodés de l'incube, de rêves
inquiétans, de frayeurs, de fourmille-
mens dans la peau, de lassitudes, & d'ulcérations.

Après ces recherches, je fais dé-
pouiller le Malade, & j'examine si les
cheveux, les poils de la barbe, des
sourcils, ou des paupieres commen-
cent à tomber : s'il a le regard farou-
che, les oreilles pointues, les levres
épaisses, les narines gonflées extérieurement, ulcérées & contractées en dedans, la face rouge, ou plutôt livide &
remplie de tubercules inégaux : si les
veines de la langue sont variqueuses : si
la peau paroît graisseuse, de maniere

que l'eau gliſſe par-deſſus ſans s'y arrêter : s'il y a des petits nœuds au - deſ-
ſous , ou ſi elle reſſemble à celle d'une
Oye plumée : ſi elle eſt remplie de ſil-
lons, ou de crévaſſes horribles, comme
celle de l'Eléphant , ou couverte d'une
gale ſéche , & de dartres farineuſes ,
ou vives : ſi les articulations ſont
nouées; les muſcles des extrémités, particuliérement ceux du pouce , *atrophiés*;
les ongles recourbés , la peau inſenſi-
ble à la piquûre d'une aiguille : s'il y a
des ulcéres ſordides & malins ; avec des
fentes aux doigts des mains , & des
pieds : enfin , ſi la voix eſt enrouée.

Si ces ſignes ſe préſentent fortifiés
des expériences ſur le ſang , rapportées
par *Marcel Donatus* & *Philippe Schopfius* ,
& de celles dont parle *Schenkius* , ſur
l'urine , nous déclarons le Malade *Ele-*
phantique dans le plus haut dégré , & le
condamnons, à cauſe de la contagion
& de l'incurabilité de ſa maladie , à être
ſéparé des autres hommes.

Mais ſi les ſignes *Patognomoniques*
nous manquent ; quoiqu'une gale ſéche
& vilaine attaque l'habitude du corps ,
avec de grandes puſtules, qui rongent
& gonflent la peau, & qu'il y paroiſſe
même des fentes ou des crévaſſes , nous

ne déclarons pas cependant la maladie *Elephantique* , la prenant plutôt alors pour le *Pfora* des *Grecs* : fi même le mal empire , comme il paroît par l'*Atrophie* des parties , le rongement de la peau & de la chair, avec la chûte de la premiere en écailles , plus ou moins grandes , fur-tout à la face & aux environs de la partie chevelue de la tête , nous n'appellerons encore la maladie que *Lépre des Grecs* ; différant beaucoup jufques-là de l'*Elephantiafis* , & étant fouvent curable : on ne doit pas non plus la regarder encore comme contagieufe , quoiqu'avec le tems elle puiffe devenir un véritable *Elephantiafis*.

Cet examen eft donc ordonné , tant pour condamner les véritables *Elephantiques* à être enfermés féparément dans les Hôpitaux de *S. Lazare* , que pour y envoyer ceux qui font feulement affligés de la lépre des Grecs, ou du *Pfora* ; & qui, deftitués de tous les fecours de la vie , n'ont pas de quoi fe faire traiter ailleurs : plufieurs de ces derniers qui font en grand nombre , en comparaifon des véritables *Elephantiques* , fe rétabliffent quelquefois parfaitement , comme nous l'avons déja infinué. Le même *Horftius* donne un exemple de ce fait , dans la perfonne d'une fille de condition , qui étoit fur le point d'être féparée de la focieté , à cette occafion. Ayant ainfi décrit au long , continue-t-il , la lépre & l'*Elephantiafis* , dans le fens des Arabes & des Médecins Grecs, je parlerai de celle des anciens *Juifs* , qui, felon ce qui a été dit , doit confidérablement différer de celle des *Arabes* , & avoir beaucoup de rapport avec ce que les Médecins nomment *Lichen* & *Alba Vitiligo* , comme *Vallefius* l'a exactement obfervé dans fon Traité *de Philofophiâ facrâ*. Mais il n'eft pas fi aifé de découvrir comment l'infection fe communiquoit aux vêtemens, aux meubles & aux maifons ; quoique le même *Vallefius* tâche de l'expliquer par une efpece d'analogie , qui peut faire participer même les corps inanimés à cette corruption contagieufe. Pour nous , dit le fçavant *Horftius* , nous aimons mieux avouer avec quelques illuftres Théologiens , que la caufe de la lépre qui infectoit chez les Juifs, les habits & les maifons, nous eft inconnue , & la regarder comme une punition finguliere & divine : car comme l'Etre Suprême accordoit aux *Ifraélites* des prérogatives & desgraces particulieres , auffi puniſſoit-il leur ingratitude, & l'abus qu'ils faiſoient de ſes faveurs, de peines ſéveres & ſingulieres (a).

S'il étoit triſte & affligeant de voir cette lépre leur ronger la peau, combien plus n'étoit-il pas terrible & ſurprenant de lui voir ſaiſir leurs maiſons, & d'en chaſſer par-là les familles avec leurs meubles : ceci peut confirmer, en paſſant, la conjecture ci-deſſus.

J'eſpere que le Lecteur excuſera cette digreſſion avec laquelle nous terminerons ce Chapitre : car, puiſque nous y avons éclairci l'ambiguité des termes, & que d'ailleurs l'*Elephantie* des *Arabes* eſt très-rare parmi nous, & regardée comme incurable par la plûpart des Médecins, nous ne donnerons point ici d'autre méthode curative que celle qu'on trouvera dans le Chapitre ſuivant.

(a) Voyez un plus long détail de la Lépre des Juifs, & de ſes différentes eſpéces, dans Tho. *Campanella,* liv. 6. chap. 23.

CHAPITRE II.

De la Lépre des Grecs.

LA plus grande partie des symptômes de cette maladie, arrivée à son
plus haut période, ayant été détaillés
dans le Chapitre précedent, nous nous
contenterons d'expliquer dans celui-ci ,
en faveur des moins instruits de nos Lecteurs, certains termes, sous lesquels
cette maladie, ou du moins les symptômes rapportés par les Anciens , (entre
autres , par *Galien* & *Hippocrate*) ont été
décrits : ils en parlent sous les noms
d'*Alphus* , *Vitiligo*, *Leuce* , *Lichen* , *Psora* ,
Rhagades.

On rencontre souvent ces termes ,
avec quelques autres, employés , ou
pour marquer la maladie , ou quelque
symptôme qui en approche.

Parmi la grande confusion qu'on
trouve à cet égard, chez differens Auteurs , nous nous en tiendrons aux ex-
plications suivantes , jusqu'à ce qu'il en
paroisse de plus claires.

Alphus, dérivé de ἀπὸ τῦ ἄλφειν *immu-
tare* , signifie un changement de cou-

A vj

leur, appellé *vitiligo* par les Latins, &
morphea maculosa alba, par les Arabes;
qui dénote l'altération de la couleur de
la peau, ou la corruption de sa superficie, causée par des taches blanches
lépreuses, répandues çà & là, dans differens endroits, & produites par un flegme salin, ou autres sucs viciés, déta-
chés du sang, & logés dans les parties
externes.

Leuce est le nom que prend la maladie précedente, lorsque la corruption
de la peau se communique aux chairs
voisines : cette derniere incommodité
n'est dûe, selon *Avicenne*, *Alguasen*,
Albaras, & autres Médecins Arabes,
qu'à une plus grande corruption des
mêmes humeurs; avec cette autre différence qu'ici les poils deviennent blancs,
de même que la peau : blancheur dont
le *Leuce* dérive aussi son nom. Les endroits affectés ne deviennent point rouges par le frottement ; & si on les pi-
que, ils ne rendent rien qu'une sanie
aqueuse.

Vitiligo signifie toute tache blanche
de la peau seule ; on en fait communément de plusieurs especes ; étant quelquefois prise pour *Alphus*, quelquefois
pour *Leuce*, quoiqu'improprement : il

y en a auffi une troifiéme efpece appellée μέλας ou *morphea nigra* ; parce que
celle-ci marque la peau de taches noires, comme les autres de taches blanches. Elle eft exempte de douleur &
d'excoriation, & la couleur de la peau
n'y eft altérée qu'à la furface : cette derniere paroît peu differer des taches livides de quelques fcorbutiques, ou de
celles qui font occafionnées par une *échymofe*.

Lichen eft la même chofe qu'*impetigo* ;
& eft ordinairement pris pour une dartre, *eft fumma cutis vitium*, dit Hippocrate, *ut Pfora & Lepra, cum afperitate
& levi pruritu : deterius quidem pruritu,
Pfora autem & Lepra levius*. *Celfe* lui
donne le nom de *Papula*, mais la géné-
ralité des Médecins le défigne fous celui d'*Impetigo*.

Exanthemata, ab ἰξανθέω efflorefco, étant
pris pour toute efpece d'éruptions, ou
de puftules cutanées, ils n'ont pas plus
lieu ici (quoique mentionnés par quelques anciens Auteurs) que dans une
Differtation fur la petite Vérole, ou la
Rougeole ; maladies aufquelles ils font
particulierement rapportés par *Manardus* : nous ne nous étendrons pas davantage fur cette matiere.

Le *Psora* des Grecs, qui est la même
chose que le *scabies* des Latins , est pris
pour toute éruption galeuse de la peau ,
ou pustules avec demangeaison ; mais
plus particulierement pour celles de l'*E-
lephantiasis* , ou de la Lépre des Grecs ,
décrites ci-dessus.

Furfur est un symptôme , ou plutôt
un effet de la gale séche , qui , en ron-
geant la peau , sur-tout la cuticule , en
éleve des couches , qui se regénerent
d'abord , semblables à du son , d'où cet
accident tire son nom. Lorsqu'il attaque
la tête, la barbe, ou les sourcils, il prend
le nom de *Porrigo* , en Grec πιτυρίασις
qui répond à ce que nos femmes appellent *Crasse* , ou *Teigne.*

Les *Rhagades* , à ῥαγίζω *abrumpo* ; en
latin *Fissuræ* , sont des fentes , ou cré-
vasses de la peau , qui attaquent les environs de l'*Anus* , les levres, les mam-
melons , les mains & les pieds , tant
dans d'autres cas , que dans la lépre :
nous parlerons des premieres dans leur
lieu , & nous finirons cette matiere en
observant que les *Rhagades* sont , généralement parlant , ou symptômes de la
lépre , ou qu'elles y ont quelque rapport , ne differant guéres que par la corrosion plus ou moins grande des hu-

meurs , ou par le vice des sels du sang.

On voit à présent que la lépre des Arabes nous est à peine connue. Le cas le plus approchant , si ce n'étoit pas la maladie même, qu'il me souvienne d'en avoir vû , est dans un Mendiant qui se tenoit dans les champs : il avoit les jambes prodigieusement grosses , le corps fort exténué, les pieds & les orteils fort défigurés par des *Rhagades* ulcérées, qui les rendoient semblables à ceux des Eléphans. La lépre des Grecs est aussi d'une nature plus douce , & moins contagieuse chez nous , que chez quelques-uns de nos Voisins , qui ont des Hôpitaux de *S. Lazare* , dans plusieurs endroits ; & des Médecins nommés pour examiner les Lépreux , & condamner ces misérables , comme nous l'avons vû , à être enfermés & proscrits de la societé.

La maladie qui passe chez nous, sous le nom de lépre , & dont je traiterai plus particulierement dans la suite , paroît répondre au *Psora* , parvenu à son plus haut degré ; & au *Lichen*, quand il est dans son état benin , & tel qu'il est décrit par *Hippocrate* : le premier est regardé comme fort opiniàtre & fort rebelle ; le dernier comme plus doux &

plus traitable, quoiqu'affez difficiles à extirper l'un & l'autre, fans crainte de retour : ils font même quelquefois in-curables.

Cette defcription eft affez femblable à celle que nous trouvons chez le fça-vant *Fabric. Hildan*, avec cette diffé-rence qu'il ne borne pas comme *Her-ftius*, le véritable *Elephantiafis* aux pieds feulement, comme on le peut voir dans fes Epîtres (*a*) ; où il rapporte auffi le cas d'une perfonne, à qui il évita huit ans de prifon dans un Hôpital de Saint Lazare, où elle avoit été condamnée par l'ignorance d'un Médecin, qui l'a-voit déclarée Lépreufe.

Pline nous dit (*b*) que cette maladie inconnue en *Italie* jufqu'au tems de *Pompée* le Grand, commençoit ordinai-rement au vifage, par des taches fem-blables à de petites lentilles ; qu'enfuite le corps étoit faifi de tubercules de grandeur & de couleur differentes, cou-verts d'une croûte féche & raboteufe ; lefquels devenoient enfin noirs, & ron-geoient la chair jufqu'aux os : les doigts des mains & des pieds étoient en même tems fort tumefiés.

(*a*) Epit. 24.
(*b*) Hift. Nat. Liv. 26. Ch. 1.

Le même Auteur voudroit faire accroire que la lépre est particuliere à l'*Egypte* ; où elle est fatale, dit-il, pour les Sujets, lorsque les Rois en sont attaqués, ceux-ci se servant du sang de leur peuple pour rendre, par son mélange, le bain dont ils usent, plus efficace. L'on pourroit effectivement inférer de ce distique de *Lucréce* (a) , que cette maladie étoit, en quelque maniere, particuliere à l'*Egypte*.

Est Elephas *morbus, qui propter flumina Nili* Gignitur Ægypto in *media, neque præterea*
[*usquam.*

Nous trouvons aussi que *Galien* remarque (b) que de son tems la lépre régnoit dans la ville d'*Alexandrie* , & qu'elle étoit moins fréquente en *Allemagne* , en *Scythie* , en *Mysie* & dans les Régions froides : cependant *Ambroise Paré* observe qu'elle se faisoit sentir dans quelques endroits de l'*Allemagne* ; mais qu'elle étoit plus commune en Espagne & dans toute l'Afrique, que dans les autres parties du monde, & plus en Languedoc, en Provence & en Guienne, que dans le reste de la France (c).

(a) *Lib. 6.*
(b) *Lib. 2. ad Glauc.*
(c) Paré Liv. 10. Ch. 6.

Quant à la cauſe de cette maladie ; la plûpart des Anciens conviennent qu'elle tire ſa ſource d'un mélange de mélancolie & de flegme ſalin, qui dans un tempérament ſec & chaud, occaſionne une corruption dans ces humeurs, juſqu'au point de produire une eſpéce de cancer univerſel, porté au plus haut dégré.

» Quoique la lépre, dit *Drake* dans » ſon *Anthropol. Nova, vol. 1. p. 15.* puiſſe » avoir ſon origine & ſa cauſe ailleurs » que dans la peau ; cependant comme » elle ſe manifeſte ſur ſa ſurface, il pa-» roît à propos qu'un Médecin, qui traite » de cet organe, examine cette ma-» ladie.

» Elle vient, continue-t-il, de la » même cauſe, mais dans un plus haut » dégré que la plûpart des autres indiſ-» poſitions, qui attaquent l'habitude du » corps : car elles procédent toutes » d'humeurs ſalines, qui ſéparées du » ſang, & arrêtées à la ſurface du corps » à cauſe de la denſité de la cuticule, » ne ſe diſſipent point dans la même » quantité qu'elles y abordent.

» Cette maladie eſt beaucoup plus » fréquente dans les Pays chauds, que » chez nous, parce que la chaleur y ra-

» réfiant exceffivement les humeurs , &
» fubtilifant le fang , de même que fes
» fels , qu'elle rend plus acrimonieux ,
» occafionne & rend néceffaire une
» tranfpiration plus abondante : ces fels
» portés donc , dans les climats chauds ,
» en plus grande quantité vers l'habitu-
» de du corps , s'arrêtent , abandonnés
» par leur véhicule , dans les pores de la
» peau , & s'attachent à la cuticule def-
» féchée , qu'ils rongent jufqu'à ce
» qu'enfin , par leur amas, cette membra-
» ne devient blanche , féche & friable ;
» ce qui eft la feule & véritable caufe
» des écailles qui s'en féparent au moin-
» dre frottement ; celles-ci n'étant que
» le réfultat d'une folution de continui-
» té faite par les pointes & le tranchant
» de ces mêmes fels.

» La lépre des Arabes , & celle des
» Grecs , ainfi appellées de leur fré-
» quence parmi ces Peuples , femblent
» ne différer qu'en dégré : dans la pre-
» miere , les fels privés de leur humi-
» dité , font moins actifs , & n'affectent
» que la cuticule à laquelle ils fe trou-
» vent contigus ; ou ils rongent tout
» au plus la furface de la peau , qu'ils
» rendent quelquefois rude & inégale.
» Mais dans le dernier cas , ces mêmes

» fels fe jettant avec leur véhicule vers
» l'habitude du corps, en plus grande
» quantité qu'ils ne peuvent être évapo-
» rés, ils ne rongent pas feulement la
» cuticule (étant encore fluides, & par-
» là plus cauftiques) mais auffi les vaif-
» feaux excrétoires, & la furface même
» de la peau, qui fourniffant alors une
» liqueur un peu plus épaiffe qu'à l'or-
» dinaire, celle-ci forme, par fa conden-
» fation, & la diffipation des parties
» les plus aqueufes, cette croûte ou
» gale qui conftitue le figne *Patogno-*
» *monique* de cette maladie.

Il eft clair par ce qu'*Ambroife Paré*
rapporte, en parlant de ce qu'il appelle
lépre blanche, qui régne en *Baffe-Breta-*
gne, & aux environs de *Bordeaux*, que
les Lépreux font dévorés d'une chaleur
extraordinaire & brûlante, comme il
dit l'avoir remarqué dans un, qui tenant, quelques minutes, une pomme dans
la main, elle devint auffi ridée & flé-
trie, que fi elle avoit été expofée plufieurs jours au Soleil.

D'autres définiffent la lépre, une maladie maligne & contagieufe, communiquée fur-tout par un commerce impur, à la maniere de la Vérole; d'où
non-feulement la perfonne faine qui

couche avec une Lépreuse, mais encore ses enfans, contractent cette terrible maladie.

Nous avons déja fait mention de la mauvaife nourriture dont *Scultet* (*a*) rapporte un cas très - remarquable dans la perfonne d'un Boucher d'*Ulm*, à qui dans un voyage, une Hôteffe, qui paffoit pour une fameufe forciere, ayant fervi de la chair boüillie d'un Lépreux, il en eut dans peu de tems toute la maffe du fang corrompue, comme il parut par les puftules malignes qui lui faifirent la tête, & tout le refte du corps : ce malheureux ayant appris enfuite que cette méchante femme avoit été brûlée publiquement pour d'autres crimes horribles, il commença à défefpérer de fa guérifon ; mais on trouve dans l'obfervation citée, la maniere dont elle fut accomplie.

Il eft évident que cette maladie eft contagieufe, puifqu'il y a des Hôpitaux de *Saint Lazare*, fondés dans plufieurs Villes de la France, de l'Allemagne, de l'Efpagne, & dans divers autres endroits; où les Magiftrats ont nommé des Médecins pour examiner ceux qui devront être féparés du commerce des

(*a*) Obferv. 6.

hommes, & enfermés dans ces Hôpitaux.

Il n'eſt pas moins certain qu'elle ſe
communique par le coït, comme *Gordon* (*a*) le confirme dans l'hiſtoire d'une
jeune Comteſſe, attaquée de lépre (ſi
ce n'étoit pas la vérole) dont le commerce avec un jeune Médecin qu'elle
conſulta à *Montpellier*, coûta bien-tôt à
cet amoureux *Eſculape* une lépre parfaite. La jeune Dame ſe mit enſuite entre
les mains de *Gordon* pour ſe faire guérir.

Schopfius rapporte dans ſon Traité de la
Lépre, écrit en Allemand, un cas de la
même nature. Il s'y agit d'un Charpen-
tier, qui ayant eu commerce avec une
Lépreuſe, dans le Marquiſat de *Bade*,
fut infecté, quelques jours après, de la
même maladie, (car ſûrement *Schopfius*
auroit ſçu la diſtinguer de la gonorrhée
virulente) & envoyé dans un Hôpital
de Saint Lazare.

Voilà pour l'hiſtoire de cette maladie ; d'où je crois qu'on peut ſuffiſamment déduire ſa nature & ſon diagnoſtic, formant le prognoſtic de la maniére ſuivante.

Arrivée à ſon dernier période, elle
eſt abſolument incurable, & extrême-

(*a*) Pars I. cap. 22.

ment difficile à vaincre dans son état moyen, ensorte qu'elle élude souvent l'art du Médecin, forcé quelquefois de laisser le malade, après beaucoup de peine & de dépense, dans un état aussi déplorable que celui où il l'avoit trouvé. L'espéce la plus douce, est encore assez rebelle, & souvent sujette à reparoître lorsqu'on a cru l'avoir détruite. Il faut, pour y réussir, tous les soins d'un Médecin habile & consommé dans la pratique.

Quant à la cure, que plusieurs Médecins ont tentée différemment, elle se réduisoit généralement à quelqu'un des remedes, qu'on regardoit comme du genre des spécifiques : parmi ceux-ci, *Galien*, avec quelques autres, Anciens, & la plûpart des Modernes, recommandent la vipere, l'antimoine, le mercure, le soufre, la racine de *Lapatum acutum*, l'épithyme, le polipode, &c. Mais avant que d'exposer les méthodes curatives, nous dirons quelque chose de la cure empirique de cette maladie. Une des plus remarquables, est la castration qu'*Ætius* dit (*a*) avoir opéré une guérison parfaite : *Valesius* de *Tarente* est du même sentiment, n'y ayant point, dit-

(*a*) Tetrah. 4. Serm. I. C. 122.

il , de meilleur moyen pour corriger l'intempérie chaude & féche , où cette maladie confifte : *Ambroife Paré* penfe de même.

La méthode de *H. ab Heers* (a) eft moins hazardeufe. Il parle d'un jeune homme, poil rouge , mélancolique, qui vint à lui avec la peau comme déchiquetée par-tout le corps en de profondes crévaffes , de forte qu'il dit n'avoir jamais rien vû de femblable dans aucun Lépreux. Celui - ci avoit ufé , dit cet Auteur , de la décoction de Guajac à fept différentes reprifes , continuée quarante jours chaque fois ; ce qui le jetta dans une lépre parfaite , ayant été comme brûlé par cette boiffon échauffante. Il lui prefcrivit , chaque matin , demigros de cryftal de montagne préparé , diffoût dans les jus de feuilles de Nenuphar , de raifins de Corinthe , & d'Epine-vinette ; il but enfuite le petitlait avec du fel de prunelle diffoût dedans , s'abftenant de tout ce qui étoit doux. Après ces remedes , il plaça le malade , couché fur un lit de paille, fous un moulin , dans la vûe de lui faire recevoir de fort haut , une eau qui n'eût été échauffée ni par le mouvement , ni

(a) Obferv. 22.

par

par le Soleil : ceci ayant été exécuté plusieurs jours, pendant une heure & demie, avant le souper, le malade recouvra, dit-il, une santé parfaite. Mais il ne me paroît pas que tout cet appareil renferme guéres plus d'efficace que le bain ordinaire, recommandé par la plûpart des Auteurs.

Heurnius parle d'un Lépreux, qui, après une multitude de remédes inutiles, recouvra la santé, en mangeant copieusement des concombres.

Bartholin rapporte (*a*) qu'il avoit appris d'un Médecin Napolitain, digne de foi, que le Prince *Caraffa* se nourrissoit de chair d'ânon, dans la vûe de détruire la lépre dont il étoit attaqué ; quoique, selon *Ballonius*, elle produise cette maladie : cependant *Hippocrate* la recommande comme passant aisément ; & *Pline* la dit restaurante & bonne pour les Consomptifs (*b*).

Myzaldus reléve beaucoup la nourriture de la chair de Grenouilles, qu'il regarde comme le meilleur remède pour humecter le corps aride des Lépreux, & corriger l'ardeur & le caractere *adufte* de leur sang.

(*a*) Cent. 6. Hist. 33.
(*b*) Liv. 18. chap. 17.

Jacques Dovynet exalte infiniment le fréquent usage du bois d'orme, dont il prétend que la décoction bûe conftamment, & mélée avec un peu de vin blanc, guérit de la lépre un jeune homme de dix-huit ans, à qui cette maladie occafionnoit des fueurs fi puantes, qu'on pouvoit à peine refter auprès de lui ; vuidant en même tems une grande quantité d'urine, trouble & noirâtre.

Nous trouvons un remede affez femblable à celui-là, fi ce n'eft pas le même, recommandé dans la Pharmacopée de notre fçavant praticien *Bate*, où parmi bien d'autres, tendans au même but, on le verra prefcrit de la maniere fuivante :

Prenez de l'écorce interne d'orme, récente ℥iv. *faites les cuire dans* ℔iij. *d'eau de fontaine jufqu'à la diminution de la moitié, ajoutez à la colature des firops de framboifes, & de meures, de chacun* ℥iß. *mêlés.*

Le même Auteur dit que ce reméde eft certain dans une *Elephantie* récente.

On a attribué auffi de grandes vertus à l'eau diftillée des rejettons, ou tendres branches du Meléfe, bûe de la même maniere ; pendant qu'on ufe d'un bain, fait de la décoction des mêmes branches.

Mais de tous les remedes dont on s'est servi jusqu'à présent, il n'y en a point qu'on ait cru approcher des préparations de vipere ; car cet animal est regardé comme le grand antidote, & le seul capable de combattre cette redoutable maladie.

Galien, qui s'étend beaucoup sur les vertus de la vipere contre ce mal, nous apprend que leur premiere découverte fut faite par accident ; car le vin, où une vipere avoit été infusée, ayant été donné à deux Lépreux, en deux différentes occasions, dans le dessein de leur causer la mort, il leur redonna la santé, comme il paroît par les deux relations (*a*) que le même Auteur rapporte dans son *Liv. XI. de simp. med. Facul.*

Nonobstant tous ces éloges de la vi-

(*a*) Quoique M. *Turner* donne ces deux Relations, elles ont si fort l'air de fable, que je n'ai pas cru que le Lecteur me sçût mauvais gré de les avoir supprimées dans cette Traduction ; d'ailleurs les Curieux peuvent les voir dans l'endroit cité. J'ai pris aussi la liberté de retrancher, dans le cours de ce chapitre, bien des mots & de petits détails inutils, sur-tout à l'égard de la salivation par les onctions mercurielles, cette méthode étant déja bannie en France, sur-tout à Montpellier.

pere, pour la guérifon de la lépre, *Pal-marius* & *Fernel* fon Maître, en rejet-tent l'ufage comme inutile ; ce qu'ils ne font vraifemblablement pas fans caufe ; lorfque , dans quelques conftitutions chaudes & féches, on la fait prendre infufée dans du vin, ou qu'on en don-ne l'efprit, & le fel volatil, extraits par la violence du feu ; ce qui doit enflam-mer encore davantage le fang des Lé-preux, & en rendre les fels plus âcres & plus corrofifs. Mais la chair de ces Reptiles, cuite dans l'eau, & mangée avec le boüillon, peut avoir des effets bien différens, comme il paroît par les Obfervations de plufieurs fçavans Mé-decins, qui les ont ainfi ordonnées avec un fuccès extraordinaire : d'ailleurs les *Indiens*, après en avoir féparé la tête, la queue, la peau & les entrailles, les mangent comme une nourriture qu'ils croient délicieufe. La maniere dont *Palmarius* & *Fernel* les ordonnoient, quoiqu'ils difent en avoir effayé plu-fieurs, eft un peu incertaine : fi c'étoit fous la forme de quelque extrait chimi-que, ou dans la thériaque, il eft moins furprenant qu'elles ne leur ayent pas réuffi ; quoiqu'après tout, ils en avouent le fuccès dans les lépres récentes, où la peau n'étant encore foüillée que de croûtes, ou d'écailles, elles en accélerent la chûte, qui fe fait à la maniere de la dépoüille des ferpens. Mais fi la maladie a pris racine, les préparations de vipere ne corrigeront point, difent-ils, l'état *morbide* des vifceres, & n'arrêteront pas la corruption lépreufe, dont le poifon augmente très-fouvent par leur ufage (*a*).

Poterius, qui eft du même fentiment, dit que ces préparations doivent être continuées très-long-tems avant que le malade en retire aucun avantage, & que même elles ne lui ont pas réuffi, malgré leur long ufage : cependant tandis qu'il décrie leurs vertus, & qu'il contredit l'autorité de *Galien*, il donne lui-même un exemple remarquable d'une cure, operée par ce remede fur le *Provincial* des Dominicains de la *Lombardie*, couvert depuis cinq ou fix ans, par tout le corps, d'une fale croûte lépreufe : ce Réverend Pere ayant, dit-il, confulté plufieurs Médecins, & pris en vain quantité de remedes, nous le mîmes pendant quelque tems au feul ufage de la chair de vipere cuite dans l'eau, & dont il buvoit auffi le boüillon ; il lui

____

(*a*) *Palmar. de Morb. Contag. Lib. de Elephant.*

faifoit auffi faupoudrer les autres alimens avec de la poudre de vipere mêlée avec un peu de fucre & de canelle ; enforte que dans l'efpace d'un Eté, il prit d'une maniere ou d'autre, plus de cent-cinquante viperes. Ce remede procura la chûte de l'ancienne peau, & la régénération d'une nouvelle ; enforte que le malade, qui peu auparavant paroiffoit vieux, redevint comme jeune, plus fort que ci-devant, & plus propre à tous égards pour toutes les fonctions de la vie. On peut voir par cet exemple la grande contrariété qu'on trouve chez ces Meffieurs.

Le Docteur *Willis* donne la cure de cette maladie, de la maniere fuivante (*a*).

La caufe matérielle de la gale, ou lépre des *Grecs*, ne vient pas uniquement, felon lui, de l'infection de l'humeur cutanée, reçue du dehors, ou de fa propre dépravation occafionnée par d'autres circonftances : mais les puftules qui paroiffent au commencement de la maladie, femblent procéder de quelques concrétions falines acides, formées dans le fang, à la maniere du tartre dans le vin ; concrétions qui, lorfqu'elles ne

______
(*a*) *Willis de impetigine, five Leprâ.*

peuvent pas être emportées ou diſſoû-
tes, ſont chaſſées ici vers la peau,
comme, dans l'autre cas, le tartre l'eſt
aux côtés du tonneau.

La cauſe conjointe nous préſente
deux indications à remplir. La premiere
conſiſte à emporter promptement les
impuretés des viſceres ; l'autre, à corriger & à mettre en régle la *craſſe* ſaline-
acide du ſang. On remplira ces vûes
par les remedes évacuans & altérans de
différentes eſpéces.

Aprés la ſaignée & la purgation, on
ſe ſervira du remede ſuivant :

Prenez des racines de Parelle ſéche, & de
Polipode de chêne, de chacune ℥ß. du
Senné ʒij. de l'Epithyme ʒvj. de la Rhu-
barbe, & du Mochoacan, de chacun
℥ß. du Santal citrin ʒij. du Spica celtica
℥ß. du ſel de Tartre ʒiß. Laiſſez infuſer
ces matieres à froid pendant trois jours,
dans un vaiſſeau de verre, avec ℔iij. de
vin blanc, & ℔j. d'eau de Sureau. Ver-
ſez enſuite, chaque jour, la quantité de
liqueur claire dont vous aurez beſoin.

Si l'eſtomac s'accommode du petit
lait, le malade en boira, chaque matin,
deux ou trois chopines pendant vingt ou
trente jours, dans la vûe d'adoucir, &

de laver le fang : on pourra y faire infufer de la Fumeterre, de la Chicorée,
& des fommités de Patience. Il pourra
prendre auffi en même tems, une prife
de l'Electuaire fuivant, matin & foir.

Prenez de la conferve de racine de Patience
℥vj. des yeux d'Ecreviffes, & du Co-
rail rouge, de chacun ʒij. de l'Yvoire
ʒj. du bois d'Aloës, & du Santal citrin
de chacun ʒiß du fel de Prunelle ʒij. du
vitriol de Mars ʒiß. formés de toutes ces
matieres mifes en poudre, un Electuaire
avec la q. f. de firop d'Alleluia.

Les Eaux minérales ferrugineufes font
excellentes dans cette maladie, j'ai fouvent guéri par leur ufage, des croûtes
prefque lépreufes, qui avoient éludé
plufieurs autres remedes. On peut fe
fervir, pour les rendre encore plus efficaces, du fel de prunelle, du vitriol,
ou de l'électuaire ci-deffus.

Lorfque dans les conftitutions flegmatiques, le petit-lait & les eaux ne
conviennent pas, la décoction fuivante, prife même conftamment pour boiffon ordinaire, peut être mife en ufage.

Prenez de la fciûre de bois de faule ℔ß. de
la racine de Salfepareille ℥vj. du Santal

blanc, & du bois de Lentisque ; de cha-
cun ʒij. des sciûres d'Yvoire, & de corne
de Cerf, de chacune ʒvj. de l'Etain & de
l'Antimoine crud, pliés dans un nouet de
chacun ʒiv. de la Réglisse ʒi. Faites infu-
ser, & ensuite cuire ces matieres dans
℔vj, d'eau de fontaine jusqu'à la diminu-
tion de la moitié, & usez de la colature.

Les *martiaux* sont généralement prescrits dans ce cas, quoique souvent sans
succès ; car la plûpart des préparations
de fer, où les parties sulfureuses domi-
nent, causant dans le sang des agitations & des effervescences, augmentent
plutôt les éruptions lépreuses, qu'elles
ne les diminuent. Néanmoins les sels,
les sirops, les teintures, & les infusions
vitrioliques, répondent assez aux inten-
tions proposées, en tant que ces remedes fixent le sang, & moderent la
fureur des sels.

Lorsqu'aucun des médicamens détaillés ne réussit, plusieurs Auteurs recommandent la salivation comme le dernier remede, & le seul capable de combattre un adversaire si redoutable : mais
l'évenement ne répond pas toujours à
l'attente, comme il paroît par quatre
cas rapportés par le même *Willis*, dans

un desquels la maladie paroissant entiérement éteinte par une triple salivation, reparut cependant bien-tôt après, aussi mauvaise que jamais : d'où il est évident, dit-il, que quoique le mal Vénérien soit extrêmement malin, & cause des ulceres rongeans qui pénétrent jusqu'aux os, il est néanmoins plus aisé à guérir que la lépre. C'est donc avec raison que les anciens Médecins la regardoient, lorsqu'elle étoit confirmée, comme très-difficile à détruire, sinon entiérement incurable.

La lépre n'a pas un meilleur succès lorsqu'elle se joint, ou tire sa source d'un scorbut invétéré ; on pourra, à la vérité, former peut-être des indications plus certaines, parce qu'alors tirant les principales de cette derniere maladie, on insistera sur-tout aux remedes anti-scorbutiques ; quoique ceux même de cette espéce qui sont chauds & piquans, font toujours plus de mal que de bien : tels sont le *Cochlearia*, le Cresson d'eau, les Raiforts, la Poivrée, & tout ce qui agite trop le sang, parce que ces remedes dissolvants encore davantage le tissu de ce fluide, les parties tartareuses sont poussées vers la peau en trop grande abondance.

Quoique les bains d'eaux thermales, en tant qu'ils évacuent copieufement par les fueurs les humeurs de tout le corps, & détergent les pores de la peau, paroiffent très-propres dans cette maladie ; cependant bien loin de foulager le malade, ils aigriffent & augmentent fouvent les éruptions lépreufes ; car j'ai vû plufieurs perfonnes qui étant allées prendre les bains de *Bath*, fans être même confidérablement galeufes, en font revenues parfaitement lépreufes. Par conféquent toutes les fois que ce mal eft un fymptôme du *fcorbut*, on doit éviter tout ce qui eft âcre & piquant ; & ne donner que des fubftances douces, douées d'un fel nitreux, vitriolique, ou volatil : le nitreux prédomine dans le cryftal minéral, dans les fucs, & les décoctions de quelques plantes, & quelques-unes des eaux purgatives.

Le Concombre doué d'une vertu nitreufe, eft bon felon l'expérience, contre cette maladie ; on peut par conféquent en ufer abondamment à la place de toute autre falade ; de plus on doit en couper trois ou quatre par tranches, les faire infufer pendant la nuit dans deux pintes d'eau de fontaine, ajoûter le matin à cette infufion coulée, deux ou trois gros de fel de prunelle, & en prendre demi-livre, trois fois par jour, ou même plus fouvent : les décoctions des feuilles & du fruit, faites dans l'eau de fontaine, font auffi très-bonnes.

J'ai fouvent obfervé que la boiffon de quelques eaux minérales purgatives, particuliérement de celles de *North-Hall*, ont été utiles dans les efpéces bénignes de cette maladie, bûes pendant un tems affez confidérable, à la dofe d'environ deux pintes par jour : ces eaux font impregnées d'un fel nitreux, qui fe manifefte clairement par leur évaporation. Mais les vitrioliques, telles que celles de *Spa*, excellent encore plus que les nitreufes, ou qu'aucun autre remede. Je donne avec fuccès à ceux qui n'ont pas la commodité de les prendre, de l'eau commune, foûlée de notre fer.

L'Etain & l'Antimoine font recommandés par quelques Auteurs, qui les prefcrivent avec d'autres remedes : on peut, par exemple, faire infufer la rapûre du premier, ou la poudre du dernier, dans de la bierre pour boiffon ordinaire ; ou les mettre dans une décoction de Salfeparcille, ou de quelqu'autre des bois fudorifiques.

Il est absolument nécessaire de s'informer dans cette maladie, si elle n'a pas sa source dans quelque virus vénérien caché, parce qu'alors son traitement consiste principalement dans les anti - vénériens, tel que le mercure, comme nous avons dit qu'il le faisoit dans les anti-scorbutiques, lorsqu'elle est symptôme du scorbut.

La seconde indication regarde les remedes externes, dans la vue d'emporter les croûtes ou écailles de la peau : les principaux sont le bain, & les linimens ; quoique cependant ils ne font presque jamais aucun bien, si l'on n'a auparavant détruit la cause efficiente, ou la disposition tartareuse du sang. Parmi ces remédes, soit bains, ou linimens, ceux qu'on fait avec la poix, font les meilleurs & les seuls qu'on devroit employer, si leur odeur forte le permettoit ; d'où l'on ne se sert communément pour le bain, que de l'eau qu'on a laissée quelque tems dans des barrils gaudronnés.

Les bains naturels soufrés doivent être employés, comme nous l'avons déja vû, avec beaucoup de précaution.

Les linimens, dont l'usage est sûr & convenable, font de trois espéces ; les doux, les moyens, & les forts. Parmi les premiers, on peut placer la liqueur qui coule d'un bout des branches d'un bois vert, tandis qu'on les brûle par l'autre. D'autres conseillent de frotter les parties affectées avec la racine de Patience concassée, & infusée dans le vinaigre ; ou

Prenez de l'huile de Tartre par défaillance, & de celle d'amandes douces, parties égales, dont vous vous servirez deux fois par jour, mêlées ensemble.

La seconde espéce de ces topiques, contient de la poix. Par exemple :

Prenez de la poix liquide ℥ij. de l'onguent rosat ℥vj. mêlés,

Ceux de la troisiéme sont mercuriels, & les plus efficaces.

Prenez du mercure éteint avec quelque acide ℥iß. de la graisse de Porc récente ℥iv. incorporez-les ensemble en forme de pommade.

Ou,

Prenez du Precipité blanc de mercure ʒiij. de l'onguent rosat ℥iij. mêlés.

Mais ces deux onguents, & sur-tout le

premier, doivent être employés avec beaucoup de précaution, crainte de la salivation, si l'on ne l'a pas en vûe : car par-là il pourroit se jetter d'abord sur les conduits salivaires, une trop grande quantité des humeurs qui se trouvent engluées dans les pores de la peau; ce qui mettroit le malade en danger de suffocation.

Mais pour raccourcir ce long procédé, on peut réduire la cure à la méthode suivante, quoiqu'un peu différente.

Prenez des racines de Chicorée ʒj. de la Réglisse ʒſs. de la Fumeterre, des sommités récentes de Houblon & de Sureau, de chacune une poignée, du Senné ʒj. du Méchoacan ʒij. de la semence de Cartame ʒſs. des Raisins secs ʒj. infusez ces matieres pendant la nuit dans du petit-lait, & faites-les bouillir le matin jusqu'à la diminution du tiers, ajoutez à ʒiij. de la colature ʒſs de sirop de Roses, solutif pour un apozéme.

On voit qu'on a joint dans cette formule les altérans, & les purgatifs ensemble ; lesquels ayant été continués pendant un tems assez considérable, on se servira du bain, & du liniment suivant.

Prenez des racines de Bryone, & de Patience, de chacune ℥iij. de la Scabieuse, de la Mauve, de l'écorce & de la racine de Bourgéne, & des fleurs de Camomille, de chacune trois poignées, du soufre ℔j. du sel, demi-poignée, dont vous ferez une décoction dans ce qu'il faut d'eau de féve pour un bain.

Prenez des sucs de Lapathum acutum, & de Plantain, de chacun ℥ij. de celui de Morelle ℥iß. de l'huile-Rosat ℥ij. de la Litharge ℥üj. de soufre préparé ℥ij. de la Térébenthine, & de la cire, de chacune ce qu'il en faut pour un liniment.

On observera de se servir alternativement du bain & de l'apozéme ci-dessus ; après quoi on pourra procurer une douce transpiration, avec la potion suivante.

Prenez de l'eau de Fumeterre ℥iij. du rob de Sureau ʒij. du Mitridat ʒß. mêlés.

Ou au lieu de cette potion,

Prenez de la Réglisse ratissée ℥iß. des racines de Lapathum acutum & de Bryone, de chacune ʒvj. du Polipode de chêne ℥ij. de l'écorce de Tamaris ʒvj. du Tithymale préparé, de la Bourgéne & de l'Iéble,

de chacun ʒiij. du Senné Ʒiſs. de la Rhu-
barbe ʒij. de la Fumeterre & de la petite
Centaurée, de chacune demi - poignée ;
des ſemences de Cartame & de fenouil
ʒij. du Tartre blanc Ʒiij. des Raiſins ſecs
Ʒiſs. du Galanga ʒj. inciſez ces matieres,
& faites-les infuſer dans ℔vj. d'Hydro-
mel.

Le malade prendra ſix onces par jour
de ce remede, & on y ajoutera tous les
huit ou quinze jours, ſix grains de ſel
antimonié.

La décoction ſuivante peut être utile,
& ſuffire pour la boiſſon ordinaire.

Prenez de la racine d'Ozeille Ʒiij. du Saſſa-
fras Ʒj. de la Salſepareille Ʒij. des Rai-
ſins ſecs Ʒiv. de la Canelle ʒij. faites-en
une décoction dans la q. ſ. d'eau de fon-
taine, juſqu'à la diminution du tiers de
la liqueur.

Après l'uſage de ces remédes, on pro-
curera au malade, dans un tems convenable, ou le matin, une douce ſueur,
avec une priſe de décoction d'écorce &
de bois de Guajac, où l'on ajoutera dix
grains de ſoufre doré d'antimoine, purgeant une fois par ſemaine avec les mercuriels.

On prescrira pour déterger & nettoyer
la peau, le bain & le liniment suivant.

Prenez de la racine de Lapath. acut. ℥ij.
*de celle d'*Aunée ℥j. *faites-les cuire dans
la q. s. de vinaigre, & après les avoir
broiées, exprimez-en le suc, auquel vous
ajouterez des huiles Violat & Rosat, de
chacune* ℥iß. *de la Litarge* ℥iiß. *du soufre* ℥iiß. *du Beurre frais* ℥j. *de la Térébenthine* ℥ß. *& vous en ferez un liniment
avec un peu de cire.*

Prenez des racines de Bryone, *& de* Lapath. acut. *de chacune* ℥iv. *de la Scabieuse, de la Fumeterre, & de la petite
Centaurée, de chacune quatre poignées,
de l'écorce & de la racine de* Bourgéne
℥ij. *des fleurs de Camomille trois poignées,
du soufre vif, & du sel, de chacun* ℔ß.
*incisez ces matiéres, & faites-en un bain,
selon l'art.*

Gregoire Horstius nous dit (a) avoir guéri
avec le premier de ces deux remedes
une Demoiselle couverte de croûtes,
jettant quantité d'écailles, & accompagnées de démangeaisons & de crevasses,
ou *rhagades* horribles ; de sorte qu'on
en vint à délibérer si elle ne seroit pas
séparée de la societé, comme une véri-

(a) *De morb. contag.* Obs. 18.

table Lépreuse. Enfin le même Auteur
assure avoir guéri avec le bain ci-dessus,
un jeune garçon de dix-huit ans , qui
avoit été tourmenté pendant long-tems
d'une gale sale & humide.

Jean Wier nous fait part (*a*) de la cure
d'une gale sordide ou lépre , qu'il opé-
ra de la manïere suivante.

Après avoir fait saigner le malade , il
lui fit boire , pendant quelque tems ,
l'apozéme suivant.

Prenez du Polipode ℥iß. *de la plante de Lapath. acut. entiere , de la Chicorée avec
sa racine & des sommités de Houblon ,
de chacun une poignée ; de la Scabieuse ,
de la Véronique , & de la Fumeterre , de
chacune deux poignées ; des fleurs de
Bourache , & de Bugloss̄e , de chacune
demi-poignée ; de la Réglisse ratiss̄ée* ℥ß.
des Raisins secs ℥j. *faites-en une décoction dans* ℔iv. *d'eau de fontaine jusqu'à
la diminution du tiers. Jettez dans le pot
sur la fin de la cuite* ℥ij. *de Senné , &* ℥i.
*d'Epithyme. Laiss̄ez ensuite infuser les
matieres pendant la nuit , & diss̄olvez le
matin dans la colature* ℥iv. *de sirop de
Fumeterre.*

Il prescrivit ensuite l'usage fréquent de
ce bain.

(*a*) *Lib. I. Obs. Med. rar. p. 93.*

Prenez de la Scabieuse , de la Véronique , de la Fumeterre , de la plante de Lapath. *acut. enticre , & du son de froment , de chacun quatre poignées ; de la mauve, six poignées , faites-les bouillir dans un chauderon d'eau pour un bain.*

Le malade usa ensuite de ce liniment.

Prenez des sucs de Scabieuse , de Véronique , de Fumeterre , & de Lapath. acut. *de chacun* ʒij. *des poudres d'Aristoloche ronde , & de Vitriol romain , de chacune* ʒiiß. *du Nitre* ʒj. *de la Litarge d'argent* ʒij. *de l'Alun* Əij. *du Soufre* ʒß. *de l'huile de Laurier , & de la graisse de Porc , de chacun* ʒij. *cuisez l'huile & la graisse avec les sucs jusqu'à leur extinction , & mêlez ensuite le reste jusqu'à la forme de liniment.*

Il appliqua aux bras & aux cuisses des ventouses scarifiées , & il interdisit au malade tous les alimens secs , durcis à la fumée , salés & épicés ; le lait , le fromage , les coquillages , la bierre nouvelle , les vins rouges aigrelets , & toute espéce de marinades.

Sans m'arrêter davantage à rapporter les remedes prescrits par d'autres Médecins ; différant très-peu de ceux qu'on a déja détaillés , je conclurai ce chapitre par deux ou trois cas , qui se sont présentés dans ma pratique , par où le Lecteur pourra juger de la grande difficulté qu'il y a à guérir cette maladie.

Un jeune homme fut commis à mes soins , dont toute la peau , excepté celle des mains & du visage , représentoit parfaitement les écailles de certains poissons , plus grandes que les paillettes ordinaires ; elles étoient rangées exactement comme les ardoises des toits , dans les endroits où elles n'étoient pas exposées au frottement. Quoique j'eusse très-peu de succès à espérer de la cure d'une maladie enracinée depuis l'enfance , & vraisemblablement héréditaire ; cependant vaincu par les importunités des parens du malade , je procédai de la maniere suivante.

Après la saignée , je le purgeai deux fois par semaine avec cette poudre.

Prenez du Mercure doux Əj. du diagrede xv. grains , du sel de Tartre x. grains mêlés.

Il prenoit tous les soirs à l'heure du coucher , le bol suivant.

Prenez de l'Antimoine diaphoretique ℨſ. du

*Bezoard mineral iv. grains , faites-en un
bol avec la q. s. de conserve d'Alleluia.*

J'ordonnai la liqueur suivante pour boiffon ordinaire.

Prenez des racines de Lapath. acut. & de
Garance, de chacune ℔ſ. du Polipode de
chêne , & du Méchoacan , de chacun
ℨiv. de l'écorce & de la racine de Bourgéne , de chacune trois poignées , de l'Antimoine crud , groſſiérement pulveriſé , &
plié dans un noüet ℔ſ. formez un ſachet
de ces matieres , & faites-les fermenter,
le tems convenable , dans dix pintes
d'eau , dont le malade uſera enſuite à ſon
gré.*

Pendant le cours de ces remedes , je
procurai la ſueur, le matin , une fois la
ſemaine , avec le bol ſuivant.

*Prenez du Bezoard minéral , & du ſel vo-
latil de Vipere , de chacun vj. grains ,
dont vous ferez un bol avec ℨj. de conſerve de* Kinorodon.

Le malade étoit alors bien couvert , &
on lui faiſoit boire du poſſet (a) chaud
juſqu'à ce qu'il eût ſué abondamment ,

____

(a) Petit lait féparé avec de la bierre fans houblon, appellée *Ale* par les Anglois.

après quoi il alloit dîner, & vaquoit ensuite aux affaires de son maître.

Après un mois d'usage de ces remedes, j'interrompis pour quelque tems la purgation & le sudorifique, & je donnai, matin & soir, les pillules d'Ethiops, décrites dans la Pharmacopée de *Bate*. Le malade alloit en même tems tous les soirs, la saison le permettant, prendre le bain de riviere, où il restoit une ou deux heures, avec la précaution de se bien nettoyer la peau avec une brosse imbûe de l'écume de cette espéce de savon.

Prenez du Beurre frais ℥ij. du Soufre vif ℥ß. du Canfre broyé avec quelques gouttes d'huile d'Amandes douces ℥ſ. du Nitre ʒj, de l'huile de Tartre par défaillance ʒij de l'huile de Laurier la q. ſ. pour donner aux matieres la consistance de savon.

Après un certain tems, la peau parut dans un beaucoup meilleur état, ensorte que celui qui auparavant trouvoit chaque matin dans son lit, une poignée d'écailles ressemblantes à du son, y en voyoit à peine aucune à présent.

Mais craignant toujours que le serpent restât caché, je tins le malade à

un ufage exact du bol altérant , & le
purgeai fouvent avec les mercuriels. Sa
boiffon dont il étoit ennuyé , fut changée en un petit - lait médicinal , duquel il but abondamment jufqu'à ce
qu'il fe crût parfaitement guéri.

Cependant un mois ou fix femaines
après , cette invétérée maladie commença à reparoître , & le malade qui
croyoit déja avoir acquis une peau unie
& nouvelle , apperçut , à fon grand
regret , la naiffance d'autres écailles ,
qui n'avoient befoin que de tems pour
acquérir l'état des premieres : ceci me
détermina à confeiller à fes parens de le
faire paffer par les onctions mercurielles ,
avant que le mal revînt à fon période.
en conféquence on lui procura une falivation de vingt à trente jours , qui le
délivra de cette fâcheufe incommodité
pendant plufieurs mois. Pour affurer
davantage cette cure , je voulus envoyer le malade à nos bains de *Sommer-*
fetshire ; mais foit qu'il fe trouvât hors
d'état de faire cette dépenfe , foit qu'il
crût n'avoir pas befoin de ce remede ,
mon avis ne fut pas fuivi.

Malgré le régime le plus exact , & la
précaution de la faignée & de la purgation , les croûtes repousferent au Printems

tems dans plusieurs endroits, quoique pas dans le même dégré qu'auparavant; il se maria quelques années après : mais quoique ses enfans ne paroiffent pas avoir encore hérité de la maladie paternelle, elle pourra se développer chez eux lorfque la femence du mal, affoupie peut-être à préfent, viendra à être mife en jeu par le concours de quelque caufe accidentelle.

Une jeune Demoifelle maigre, âgée de dix - huit à dix-neuf ans, vint me confulter, il y a quelques années, fur quelques éruptions, répandues fur le vifage, qui me parurent tenir de l'*impetigo*, ou d'une efpéce moindre de lépre des *Grecs*. La plus apparente de ces *effloref-cences*, placée fur le fourcil, étoit couverte d'une croûte, ou écaille blanche, qu'elle enlevoit ordinairement tous les matins pour cacher cette difformité. Elle en avoit deux ou trois de plus petites fur les autres parties du vifage, & quelques unes fur le col. Je la priai de me montrer fes coudes & fes genoux, où je comptois, comme il m'eft généralement arrivé, de trouver le plus grand mal; ayant confenti volontiers au premier, j'obfervai tout-au-tour de l'*olecra-ne*, une grande croûte blanche & luifante : mais elle me dit seulement que ses genoux étoient encore pires , outre quelques taches répandues au-dessous , de la largeur de la main ; elle m'assura que le reste de son corps étoit parfaitement sain. Je dis mon sentiment à la mere sur cette maladie ; & la difficulté qu'il y auroit à la détruire. La malade sortoit alors d'un cours de remédes , prescrits à la campagne pendant six mois , par un Praticien imprudent , qui , selon le rapport de la Demoiselle , devoit lui avoir fait prendre quelque violente préparation de Mercure , qu'il avoit empêché de porter vers la bouche par les purgatifs ; quoique néanmoins elle me dit l'avoir sentie quelquefois douloureuse pendant deux ou trois jours.

Malgré les bains , les linimens , & le régime le plus exact , la maladie s'étoit soutenue dans le même état ; une nouvelle pustule avoit même paru depuis peu sur le visage , qui donna de nouvelles allarmes , ce qui les détermina à chercher du secours ailleurs.

La mere me dit qu'on lui avoit conseillé d'envoyer sa fille à *Bath* ; je lui proposai auparavant la salivation , à laquelle je trouvai la malade disposée, ayant oüi parler de cures furprenantes , opérées par ce fecours. La crainte d'u-ne plus grande difformité l'avoit déter-minée à tenter cette épreuve , ou quel-qu'autre, quelque hazardeufe qu'elle parût.

Avant de rien entreprendre , je pro-pofai une confultation avec quelque fçavant Praticien ; M. *Bernard* fut choifi, & il approuva la falivation ; mais il étoit d'avis qu'on la procurât, à caufe de la délicateffe de la malade , par l'ufage du Mercure doux , préférablement à celui des frictions que j'avois propo-fé ; je lui expofai alors la maniére dont elle avoit été traitée , & il parut fe ren-dre. Délibérant enfuite fur ce qu'il y au-roit à faire après la falivation , il me dit qu'il avoit trouvé certains remédes vi-trioliques , plus propres à dompter la malignité des fels des Lépreux , que les bains foufrés , ou tout autre fecours. Cependant il fut convenu que la mala-de iroit à *Bath* quand la faifon le per-mettroit.

Tout étant donc prêt pour les onc-tions mercurielles, je divifai ma pomma-de , qui ne contenoit qu'une once de Mercure , en quatre parties ; la premie-re fut employée à frotter depuis les deux coudes jusqu'aux épaules, & depuis le deſſus des genoux juſqu'aux deux chevilles. Dans le tems qu'on renverſoit le bas, je vis un des genoux de la Malade, couvert de pluſieurs grandes croûtes féches, & quelques-unes de petites au-deſſous. Après la friction, je fis mettre la jeune Demoiſelle dans le lit, & lui ordonnai, dans la vûe de lui procurer une douce ſueur, une taſſe d'infuſion de ſauge, liqueur qu'elle aimoit beaucoup.

La ſeconde friction faite le lendemain au ſoir de la même maniére, ne produiſit encore, le jour ſuivant, aucune altération; mais la troiſiéme occaſionna quelque douleur dans les gencives, avec la chaleur & la tenſion des parties de la bouche; & ſur-tout une colique aſſez conſidérable, qui fut ſuivie de pluſieurs ſelles, & d'un teneſme continuel : avant mon retour chez la Malade, ſa Garde lui avoit donné 12. gouttes de teinture anodine, dans trois ou quatre cuillerées de vin brûlé.

A mon arrivée, je la trouvai fort abbatue, avec un pouls foible, des ſueurs froides, & les mêmes tranchées ; la derniére ſelle contenoit beaucoup du *mucus* inteſtinal, tacheté de ſang. J'or-

donnai d'abord , pour calmer ces fymptômes , un lavement fait avec demi-livre de *Decoctum album* ; où je fis dif-
foudre un jaune d'œuf , & demi-once
de *diafcordium*. J'omis la friction ce
foir-là , & je réduifis la Malade au feul
ufage du boüillon de poulet , où l'on
faifoit boüillir du ris , un peu de canelle , une croûte de pain , & tant foit
peu de fciûre d'yvoire. Cette méthode
rétablit affez bien le calme , à la douleur de la bouche près : la colique & le
cours de ventre ayant difparu , nous
employâmes , le troifiéme foir d'après
la derniere friction , la quatriéme partie
reftante de la pommade ; après quoi elle
prit 15. gouttes de Laudanum liquide ,
pour la difpofer au repos , & prévenir
le retour de la diffenterie. Elle fe plaignit le lendemain matin d'une grande
douleur d'eftomac , qui fut fuivie de vo-
miffement : ce que je regardai comme
le préfage d'une falivation prochaine :
cependant nous tâchâmes de foûtenir
les forces par les boüillons , & deux ou
trois cuillerées du julep fuivant, donnés
de tems en tems.

*Prenez des eaux de lait alexitere , & de
menthe, de chacune ʒiij. de l'eau théria-*

cale, & de celle de canelle forte, de châ-
cune ℥j. du sirop d'œillet ℥vj. de la tein-
ture de safran ʒij. mêlés pour une potion
dont la malade prendra trois ou quatre
cuillerées dans les langueurs.

J'appris, dans ma visite du soir, qu'elle avoit été deux fois à la selle, mais sans sang ; sur quoi on lui avoit donné le lavement déja prescrit. Je la trouvai fort inquiéte de ce qu'elle ne crachoit pas : les glandes de l'intérieur des joües & des lévres étoient cependant fort distendues, & paroissoient comme une rape, en passant les doigts par-dessus ; les gencives étoient aussi gonflées & enflammées, & la bouche commençoit à sentir, ce qui annonce ordinairement une salivation prochaine : le lendemain matin je la trouvai encore, à son grand regret, sans aucune salivation, malgré l'ardeur, l'inflammation, le gonflement & les ulcéres de la bouche : mais notre courageuse Malade, entiérement occupée du désir de saliver, faisoit peu d'attention à la douleur que ces accidens pouvoient lui causer. Je lui promis donc d'aider le *ptyalisme*, dans un ou deux jours, s'il étoit nécessaire, & que son état le permît : en conséquence je lui

ordonnai, dans la vûe de délayer davantage la grande viscosité de la lymphe, de boire beaucoup de petit lait,
féparé de fon fromage, avec le vin de
Canarie ; ou beaucoup d'eau de poulet, d'infufion de fauge, ou de *poffet*, n'y
ayant plus de tranchées, ni de cours
de ventre. Confiderant enfuite qu'elle
avoit été accoutumée à prendre les
mercuriels, d'une autre maniere, je lui
donnai Əj. de mercure doux, enveloppé
dans un peu de diafcordium : ceci ne
produifit encore aucune altération, le
jour fuivant, la Malade n'ayant pas cra-
ché au-delà d'une chopine de matiere
dans 24 heures ; ce qui me fit hazarder
fept grains de turbith minéral avec Əẞ
de mercure doux, dans la confection alkermès : je reftai auprès d'elle pour
voir l'effet de ce remede : environ de-
mi-heure après, elle fe plaignit d'une
grande inquiétude dans l'eftomac, avec
des envies de vomir, ce qu'elle ne fit
cependant qu'une heure après, & à
quatre ou cinq différentes reprifes, avec
affez de douceur, ayant foin d'aider
chaque fois l'opération par un grand
verre de *poffet*. La nuit fuivante fut auffi
bonne qu'on pût l'attendre ; la bouche
devint par-tout plus enflammée, & les

C iiij

gencives ſi gonflées, qu'elles couvroient les bords des dents , ſi douloureuſes qu'elle ne pouvoit pas approcher les deux mâchoires. La Malade reſta dans cet état pendant trois ou quatre jours ſans que le ptyaliſme fournît jamais au-delà d'une chopine de matiere dans 24 heures , quoiqu'elle bût abondamment. Il produiſit cependant cet effet , que les dartres s'écaillerent par-tout, ce qu'elles n'avoient jamais fait par l'uſage des autres médicamens : elle en conçut quelque eſperance de guériſon, & continua plus courageuſement le cours de ſon reméde.

Pour lui procurer ce qu'elle déſiroit avec tant d'ardeur , je lui donnai encore le ſoir , ℈j. de mercure doux , & le lendemain ſon bol de turbith, qui la fit vomir deux fois avec de grandes inquiétudes dans l'eſtomac ; je lui fis appliquer auſſi de tems en tems un noüet des racines de pyrethre & de gingembre écraſées , ſur la partie interne des joües gonflées , dans la vûe de les excorier, & d'ouvrir les tuyaux excrétoires des glandes ; mais tout ceci ſervit à très-peu de choſe ; tel étant le tempérament de la Malade , qu'on l'auroit plutôt tuée, que de lui avoir excité une ſa-

livation abondante. Il fut donc convenu
dans une seconde Consultation, qu'on
ne penseroit plus à cette évacuation,
& qu'on tâcheroit d'y suppléer par les
sueurs & les purgatifs, aidés du secours
des altérans convenables, & du bain,
dont l'usage avoit été arrêté dans la premiére Consultation.

Pour remplir ces dernieres vûes, je
commençai par ordonner un gargaris-
me anodin avec la décoction d'orge,
qui dans peu de jours soulagea la bouche : trois semaines s'étant passées à
dissiper la fluxion, je purgeai alors la
Malade avec le reméde suivant.

*Prenez de la rhubarbe concassée ʒj. du senné
ʒiß, des tamarins ʒvj. du sel de tartre
Əj. faites-en une décoction dans la q. s.
d'eau de fontaine ; ajoutez à la colature,
du sirop de rose solutif ℥j. de l'eau épidémique ʒij.*

On en vint après à la sueur, excitée
avec prudence ; enfin à la purgation,
qu'on répéta trois ou quatre fois, à des
intervalles convenables.

Je mis ensuite la Malade à la décoction de salsepareille pendant près d'un
mois, lui donnant, en même tems, chaque matin, dix grains de tartre vitriolé,

avec Ɔj. de fel de tartre, & tous les foirs, le premier, feul.

Malgré tous nos foins, la dartre reparut au fourcil, avant la faifon des bains de *Bath*. J'ordonnai, à cette occafion le liniment fuivant:

Prenez de la pommade de fleur d'orange ℥j.
du précipité blanc de mercure ʒiſ. du
camphre ʒſ. du vitriol blanc calciné Ɔj.
mêlés.

Elle frottoit en fe couchant, les parties affectées avec cette pommade, & les lavoit, le matin, avec une leffive, auffi forte qu'elle pouvoit la fupporter, faite en verfant par gouttes, de l'huile de tartre par défaillance dans de l'eau de fontaine; ce qui réprimoit fi fort les puftules, qu'elle n'en étoit que peu, ou point incommodée.

A l'approche des chaleurs, elle fubftitua à fa boiffon, celle du petit lait, dans une pinte duquel on faifoit infufer, pendant la nuit, quelques morceaux de racine de *Lapath. acut.* avec une poignée de fumeterre: ce petit lait étoit bû le lendemain en deux ou trois prifes, avant chacune defquelles elle prenoit de la groffeur d'une noix-mufcade de la compofition fuivante:

Prenez de l'antimoine diaphorétique ʒiij. du tartre vitriolé ʒiſs. de la conſerve de Ki-norodon ʒiſs. du ſirop violat la q. ſ. pour former un électuaire.

Elle continua ces remédes juſqu'à ſon départ pour *Bath*, où elle demeura plus de deux mois, ſoit à boire les eaux, ou à prendre les bains de la maniere qu'on le lui avoit ordonné. Après un mois de ſéjour, elle écrivit de lui envoyer de la pommade preſcrite ci-deſſus ; ce qui me fit mal augurer ; quoiqu'elle parût être dans de grandes eſpérances que les eaux de *Bath* ſuppléeroient à ce que les onctions mercurielles n'avoient pû opérer. Je lui envoyai une compoſition aſſez ſemblable à celle de la ſavonnette, décrite dans la Pharmacopée de *Bates*.

Enfin, pour finir mon hiſtoire, por-tée au-delà de mon attente, la Malade revint à *Londres* avec des traces ſenſi-bles de ce mal rébelle dans pluſieurs des premiers endroits.

Je lui conſeillai alors d'eſſayer une diſſolution de vitriol, faite à la maniere de l'eau vulnéraire qu'on trouve dans la *Pharmacopæa Bateana* : mais s'en étant ſervie à contre-tems, elle crut, & avec raiſon, que ce remede avoit diminué l'évacuation menſtruelle ; ce qui le luī fit abandonner, encouragée ſur-tout par une perſonne qui prétendoit avoir un ſecret pour ſa maladie : je ne m'oppoſai point à ſon épreuve, afin que la Malade pût voir combien peu de fond il y a à faire ſur ces belles promeſſes. Effectivement elle pourſuivit la nouvelle méthode avec auſſi peu de ſuccès que la premiére, puiſque la maladie manifeſta encore ſon mauvais caractere, quoique pas au même degré qu'auparavant.

Nullement honteux d'avoüer que tous mes ſoins ont échoué dans ces deux cas, je pourrois en rapporter un troiſiéme, où une double ſalivation n'eut pas un meilleur ſuccès. La premiére avoit été excitée par le mercure doux, adminiſtré par un autre Médecin ; & j'avois conduit moi-même la ſeconde, par la voie des frictions.

Le cas ſuivant ayant été plus heureux, & étant arrivé depuis la premiére édition de cet Ouvrage, je l'ajouterai ici pour l'encouragement de ceux qui auront à conduire ces ſortes de maladies : La ſuivante eſt à la vérité d'une eſpéce plus douce que les précedentes. Une Demoiſelle affligée depuis plu

fieurs années d'un nombre de dartres
écailleufes, ou éruptions blanches fur
les fourcils, le col, les jointures, les
coudes & les genoux ; très-incommo-
des quelquefois par leur demangeaifon,
me fut recommandée il y a quatre ans,
vers l'automne, lorfque différentes nouvelles dartres commençoient à fe faire
appercevoir dans d'autres parties.

Je commençai par lui prefcrire le
foir, un bol fait avec 12 grains de
mercure doux, & demi-gros de *Diafcordium*, & je la purgeai le lendemain
avec une infufion de fenné & de rhubarbe, à laquelle j'ajoutai ℥j. de firop
de rofes folutif; mais la purgation, quoique douce, ou plutôt le mercure doux,
lui ayant beaucoup fatigué l'eftomac,
& fortement agi par haut & par bas,
(d'où réfulterent quelques accidens hif-
tériques, aufquels elle étoit très-fujette)
j'abandonnai, eu égard à la délicateffe
du genre nerveux, toute idée d'évacuation. J'avois d'abord penfé d'effayer
la compofition vitriolique, recommandée dans la Pharmacopée de *Bate*, fous
le titre d'*Aqua vulneraria*, que j'avois
vû réuffir en pareil cas, dans quelques
conftitutions robuftes, & que quelques
Empiriques donnent, fans diftinction

pour un reméde infaillible ; mais faisant attention à l'état foible de l'eſtomac , & des autres viſceres de notre Malade , & à l'inſuffiſance de l'évacuation menſtruelle , je ne penſai plus à ce remede , & procédai comme il ſuit :

Prenez de la poudre de vipere récemment préparée ʒſ. faites-en un bol avec la q. ſ. de ſirop de fumeterre , que la Malade prendra ſoir & matin pendant un mois, bûvant par-deſſus une écuellée de petit lait , altéré avec la fumeterre , & édulcoré avec ſon ſirop.

Je me ſervis des Topiques ſuivans.

Prenez du lait de ſoufre ʒſ. des fleurs de Biſmuth Эj. faites-en un liniment avec ʒij. de l'Unguentum pomatum ; dont on frottera tous les ſoirs en ſe couchant, les parties affectées.

Prenez de l'eau de fleur de ſureau ℔ſ. de l'huile de tartre par défaillance ʒſ. mêlés pour une lotion , dont on imbibera un morceau de linge qu'on paſſera légerement chaque matin ſur les parties dartreuſes.

Mais après quinze jours, la Malade ne trouvant pas grand changement à ſon état, elle prit, à la persuasion de ses amis, la chair & les boüillons de vipere : reméde fort en vogue aujourd'hui chez un de nos Médecins , dans l'Atrophie , ou la fiévre étique.

En conséquence, elle fit cuire la moitié d'un poulet , & une vipere dans une pinte d'eau , réduite à chopine, qu'elle partageoit en deux prises , dont elle prenoit une le matin après avoir mangé la chair de la vipere , & l'autre le soir.

Après l'usage d'environ 40 viperes prises de cette maniere, & avec aussi peu d'avantage , elle revint à moi, & voici les altérans que je lui prescrivis :

Prenez de la conserve de fumeterre ℥j. de l'Ethiops minéral ℨß. de l'antimoine crud passé sur le porphire, & par le tamis ℨvj. faites-en un Electuaire avec la q. s. de sirop de fumeterre dont la Malade prendra, matin & soir, de la grosseur d'une noix-muscade, bûvant par-dessus ℥iv. de l'apozéme suivant, & autant à quatre heures après midi.

Prenez des racines séches de Lapath. acut. ℥j. de salsepareille & de squine, de chacune ℨß. faites - en une décoction dans ℔iijß. d'eau de chaux bien foible ; ajoû-

tez, sur la fin de la cuite , des feuilles de fumeterre & de scabieuse, de chacune demi-poignée , délayés dans la colature ℥iß. de sirop de fumeterre :

On peut se servir aussi de ces Topiques à la place des précedens.

Prenez du turbith minéral non lavé ℨij. mettez-le dans ℥iv. d'eau de chaux, laissez-les reposer ensemble , en remuant la phiole de tems en tems ; trempez une plume dans ce mélange , avec laquelle vous toucherez les dartres , deux ou trois fois par jour.

Prenez de l'onguent blanc de Rhasis ℨij. du précipité blanc de mercure ℈j, mêlés.

J'essayai en même tems de purger doucement une fois par semaine , avec le purgatif suivant , qui ne produisit aucun des troubles qu'avoit fait le mercure doux.

Prenez de la rhubarbe concassée ℨj. des tamarins ℨ ß. du sel de tartre ℈j. de la semence de Coriandre une pincée : infusez ces matiéres dans ℥iij. d'eau de lait alexitere , & dissolvez dans la colature ℥j. de manne.

Trois semaines après l'usage de ces re-

médes , la démangeaifon n'étoit pas
feulement entiérement éteinte ; mais les
écailles blanches avoient par leur chûte,
laiffé la peau parfaitement douce &
unie , quoiqu'avéc les veftiges des
croûtes ; en forte qu'elle s'en tint enfuite au feul ufage de fa pommade avec le
Bifmuth. Elle s'en retourna chez elle
très-fatisfaite , & n'a eu depuis aucun
retour de cette incommodité. Sans
vouloir abfolument décider fi la cure de
cette maladie a été principalement opérée par la chair & les boüillons de vipere , & terminée par les préparations
minérales , je penfe cependant qu'elle
eft dûe à ces dernieres ; aidées de la décoction végétale bûe en même tems.

J'avoüe que je fus inquiet jufqu'au
printems fuivant , fur l'événement de
cette cure ; mais j'appris alors que la
Demoifelle continuoit à fe bien porter.
Je lui avois ordonné , avant qu'elle
quittât *Londres* , l'ufage des martiaux ,
avec des pilulles gommeufes qu'elle prenoit le foir. Ces remédes ont eu un fi
grand effet , que la nature faifant à préfent parfaitement bien fes fonctions ; elle
a acquis une meilleure complexion , &
joüit depuis d'une fanté parfaite. Cependant elle ufe par précaution, tous

les printems , de l'Electuaire & de la
décoction décrits ci-dessus, qu'elle continue pendant un mois , prenant dans
d'autres tems , durant le même espace,
20 ou 30 gouttes de teinture d'antimoine ; avec un demi-septier d'eau de
Spa , deux ou trois fois par jour.

Comme je pensois à conclure ce
Chapitre, le cas de Mademoiselle *Gor-
den* , décrit par le sçavant *Mayerne* , dans
ses Observations , s'est présenté à ma
vûe ; & comme il ressemble beaucoup
à celui que nous venons de rapporter,
j'ai cru devoir donner un précis de la
méthode curative, dont ce grand Praticien s'est servi.

La Malade âgée de 13 à 14 ans, étoit
attaquée de dartres farineuses sur la
peau, lesquelles le même Auteur appelle
une espéce de lépre blanche. Il commença par la purger de trois en trois
jours avec cette pillule :

Prenez des pilules cochées mineures ℈j. *du
mercure doux gr. xvj. de l'huile d'anis
ij. gouttes , & vj. feuilles d'or, mêlés.*

Il lui donnoit , les jours intermédiaires,
matin & soir , ℥v. d'un apozéme fait
avec les pommes de Renette , la rapûre de corne de cerf , & celle d'y-

voire ; édulcoré avec les sirops de violette , de chicorée & de fumeterre , &
rendu acidule avec l'esprit de vitriol.
Trois jours après la derniére purgation ,
il prescrivoit un bain domestique , où
l'on avoit fait boüillir les feuilles & la
racine de patience , la scabieuse , la saponaire , les feuilles de saule , l'écorce
moyenne de bourgéne , celle de nym-
phæa , la racine d'aunée , les feuilles de
mauve, de violette & de pariétaire,avec
beaucoup de son ; y ajoûtant du lait de
vache récent.

Elle continua ce bain pendant huit
jours , & elle y demeuroit deux heures
chaque fois , si elle pouvoit le supporter aussi long-tems. On la mettoit ensuite dans le lit , où elle restoit quelque tems : après avoir été une heure
dans le bain , elle y bûvoit un grand
verre de petit lait , où l'on avoit fait
infuser pendant la nuit les feuilles de
fumeterre , de chicorée , d'endive &
d'hépatique ; elle en prenoit autant à
cinq heures du soir.

Après huit jours d'intervalle , la purgation & le bain furent répétés ; & ensuite il fit suer la Malade chaque matin ,
pendant huit jours , avec le bol suivant :

Prenez de l'antimoine diaphorétique xij.
grains, de la thériaque ℈j. des fleurs de
souci ℥ß. mêlés.

Elle bûvoit abondamment par-dessus ,
d'une liqueur chaude , faite avec la
Reine des prez, le chardon béni, & la
scabieuse. Elle fut repurgée après la hui-
taine , & reprit encore , pendant quatre
jours, le bain & le petit lait décrits ci-
dessus.

A tous ces remédes succéda l'Electuaire suivant, dont elle prenoit, chaque
matin, quatre heures avant le dîner, depuis ʒvj à ʒj. ce reméde fut continué
pendant un mois , avec la précaution de
se promener ensuite , dans la vûe de
mettre le corps dans une douce chaleur , sans le faire suer.

Prenez de la pulpe de pommes , des racines
de chicorée & de patience , de chacune
℥iv. des conserves de fleurs de violette,
de buglosse & de bourrache , de chacune
℥ij. des racines de scabieuse , de véro-
nique mâle , & de fumeterre en poudre ,
de chacune ℥iß. de la germandrée , des
fleurs de houblon , & de la sauge, aussi en
poudre , de chacune ʒvj. de l'antimoine
diaphorétique ʒiij. de la poudre de vi-
pere ʒiv. & avec la q. s. des sirops de

*pommes & de fumeterre fimples ; faites-
en un Electuaire, en confiftance d'opiate,
bûvant par-deffus chaque prife un verre
de petit lait de chévre.*

Si ces fecours ne procuroient pas la
chûte des écailles dartreufes, & la net-
teté de la peau, la Malade devoit fe
frotter avec cette compofition.

*Prenez des racines de patience, de fcabieufe,
de l'écorce moyenne de bourgéne, de l'herbe du fiége & de la bryone, la q. f. faites bouillir ces matiéres incifées, dans
l'eau de fêve, avec de la graiffe de porc
récente, jufqu'à leur parfaite coction; fépa-
rez-en enfuite la pulpe, & faites-en avec
le vinaigre de litarge & l'huile de noix
tirée fans feu, une efpéce de nutritum,
dont on oindra les parties affectées.*

Elle devoit obferver une diéte rafraî-
chiffante & humectante, & éviter tous
les alimens piquans, falés & épicés, ou
rendus doux par beaucoup de fucre ou
de miel : enfin, elle devoit fe priver de
toutes les liqueurs fortes, & ufer toute
l'année de la fuivante :

*Prenez de la racine de fquine, coupée par
morceaux ℥j. de celles de fcabieufe, de
fougére-fémelle, & de patience fauvage,*

*de chacune ℥ xij. de celles de garance,
de chicorée, de pissenlit, & d'ozeille, de
chacune ℥ iv. des feuilles de scabieuse, de
saponaire & de véronique-mâle, de chacune quatre poignées ; des fleurs de fumeterre & de goutte de lin, de chacun trois
poignées ; du santal citrin, & du blanc,
de chacun ℥ ij. de la pelure de pommes
℔ iij. Faites cuire ces matiéres dans 24.
pintes de bierre, peu chargée d'houblon,
jusqu'à la diminution du tiers : versez
ensuite par-dessus 16. pintes de la même
bierre nouvelle, toute boüillante. Laissez infuser le tout pendant la nuit dans
un vase bien fermé. Coulez, le matin,
par le tamis, & mettez la colature
dans un petit baril ; ajoutez-y du jus de
pommes récemment exprimé ℔ vj. des
sucs de cresson & de bécabunga, de chacun ℔ iij. de la levûre de bierre, une chopine, de fer coupé par morceaux ℥ j. La
fermentation ayant été faite jusqu'à parfaite dépuration, enfermez la liqueur
claire dans des bouteilles de Grès bien
bouchées, que vous placerez sous terre,
& d'où vous les prendrez à proportion
qu'on en aura besoin.*

L'Auteur ne dit point quelle fut l'issue
de cette maladie : nous lisons seulement

dans l'endroit cité, qu'on conçut de grandes espérances de guérison, au rétablissement de l'évacuation menstruelle.

La plus mauvaise espéce de lépre vûe, que je sçache, dans notre siécle, est celle d'un homme qui me fut adressé de la Campagne, par un de ses parens. Mais me souciant peu de me mêler de cette maladie, il fut consulter d'autres Médecins, & enfin M. *Bernard*, qui apprenant qu'il n'avoit encore essayé aucun reméde, proposa la salivation, plutôt que les bains de *Bath*; où le Malade s'étoit proposé d'aller.

J'appris que cette personne, avec environ une vingtaine d'autres, s'étoient trouvées mal, après avoir bû de la bierre gluante, mal brassée; que plusieurs en étoient mortes, & que celles qui avoient survécu, étoient devenues entiérement lépreuses quelques mois après. Le frere de celui qui m'avoit été recommandé, étoit affligé, selon la description qu'on m'en fit, d'une lépre, d'un aussi mauvais caractere qu'aucune décrite par les Auteurs. Il avoit le corps tout couvert d'ulcéres croûteux, les pieds semblables à ceux de l'Eléphant, les doigts & les orteils, dont il avoit perdu l'usage, hérissés de *Rhagades*, la face remplie de tubercules inégaux ; enfin, la peau avoit jetté, chaque matin, une poignée d'écailles femblables à du fon.

Celui qui m'avoit été adreffé, quitta *Londres* pour quelque tems, dans le deffein d'aller mettre ordre à fes affaires, en cas de mort, & de revenir à la belle faifon pour entreprendre la falivation fous mes foins, ou ceux de quelque autre, fi je le refufois. Mais la premiére nouvelle que j'eus de lui, fut celle de fa mort, arrivée, autant que les croûtes lépreufes purent permettre de le diftinguer, à l'occafion de la petite vérole : maladie dont on l'auroit cru à couvert, à caufe de fa lépre.

Le frere eft encore en vie, n'obfervant aucun ménagement quant au boire & au manger ; dans la forte perfuafion où il eft, dit-il, que le régime ne fçauroit rendre fon état meilleur, ni celui-ci devenir guéres plus mauvais, de quelque maniére qu'il vive. Abandonné de toute fociété, il fait de fa propre maifon un *Lazaret*, ne voyant qu'une ou deux perfonnes de fa famille pour lui fervir ce qu'il demande.

Mais il eft tems d'abandonner cette rébelle & épineufe maladie, pour traiter d'une plus douce , quoique tenant un peu quelquefois de sa nature.

CHAPITRE III.

De la Gale.

CETTE maladie est nommée par les *Grecs*, Κνησμός, & par les *Latins*, *Pruritus*, *à prurio*. Elle nous retiendra moins que la précédente, attendu qu'elle y a beaucoup de rapport, & qu'elle exige, quand elle est d'un mauvais caractere, ou parvenue à son plus haut dégré, à peu près la même cure ; quoiqu'ordinairement accompagnée d'un meilleur succès : car, lorsque les secours ordinaires ne suffisent pas, il n'y a guéres de Gale, quelque obstinée qu'elle soit, qui résiste à la salivation ; mais nous avons rarement besoin de recourir à ce reméde.

Je distinguerai cette maladie en locale & en scorbutique, ou cacochimique : il n'y en a certainement point qu'on puisse plus proprement nommer cutanée, que la premiére, ou la Gale locale. Je l'appelle ainsi , lorsque la contagion , ou la semence du mal est

D

tranſmiſe aux perſonnes ſaines, en mettant les gands, ou les bas d'un Galeux,
ou en s'eſſuyant avec le même linge, &
couchant dans les mêmes draps. Le *virus* pénétrant alors par les pores, les
glandes de la peau, dérange la texture
de ces dernieres, en corrompt les ſucs,
& y engendre un ferment de la même
nature.

Il paroît encore que la Gale eſt proprement une indiſpoſition de la peau,
par ce que, quand elle eſt récente ou
nouvellement contractée, elle eſt ſouvent guérie avec ſûreté par les ſeuls
Topiques : mais ceux-ci doivent être
appliqués avant qu'elle ait pénétré trop
profondément dans les glandes, & tranſmis, par les voies de la circulation, ſon
venin dans le ſang, dont la maſſe eſt
bientôt troublée & corrompue.

Le ſiége de cette maladie, ſoit qu'elle
vienne du dehors, ou qu'elle ſoit en-
gendrée dans le ſang, eſt placé dans
l'humeur ſéreuſe ſaline des glandes de
la peau, qui forment, par leur engorgement de petits boutons ou puſtules,
dont les pointes blanches & luiſantes,
emportées en ſe grattant, laiſſent ſortir
une eau claire, qui fait bientôt place au
deſſéchement, & à une croûte nouvelle.

Les puftules galeufes fe manifeftent principalement entre les doigts, (où eft le fiége propre & *patognomonique* de la maladie) aux jarrets, fur les hanches, & autres parties du corps : où l'humeur faline retenue par les croûtes, excite la demangeaifon. Nous n'entreprendrons point de déterminer ici fi cette fenfation eft agréable, douloureufe, ou mixte.

Voici une defcription courte, & plus fatisfaifante de cette maladie, donnée par le célebre Docteur *Willis* (a).

L'humeur des glandes de la peau, qui peut être gâtée de différentes manieres, mais fur-tout des trois fuivantes, acquiert communément dans la Gale une difpofition coagulative, par fon mélange avec la férofité qui lui vient continuellement du fang.

1°. Le fang étant lui-même fort impur & diffous, dans cette indifpofition, fournit aux glandes cutanées quantité de fucs viciés, qui s'y mêlant & s'y coagulant avec ceux qui y abordent d'ailleurs, contractent une nature encore plus corrompue, & produifent par-là, non-feulement la Gale, mais différen-

(a) *Willis de pforâ, five fcabie cum pruritu,* fect. 3. c. 6.

tes efpéces de lépres : de-là , ceux qui fe nourriffent de viande , ou de poiffon falés , féchés à la fumée , ou au foleil , & qui boivent des liqueurs impropres , font ordinairement fujets à des éruptions cutanées , fouvent très-horribles.

2°. L'humeur cutanée ne produit pas feulement par la feule *Stagnation* , la fimple Gale , mais fouvent des éruptions ulcéreufes ; d'où ceux qui ont été détenus long-tems en prifon , ceux qui ont mené une vie fédentaire , ceux enfin , qui ont été expofés à l'ordure & à la puanteur , font fujets à ces maladies : car dans ces cas , la liqueur cutanée , n'étant point évaporée , s'arrête dans les glandes , & y acquiert par le féjour, la nature d'un levain corrofif , qui reçoit encore une addition du fang , participant du même caractere.

3°. Quoique l'humeur cutanée ne foit viciée par aucune des caufes rapportées , elle peut être gâtée par contagion , ou infectée par les *Miafmes* , envoyés par les Galeux. L'expérience nous démontre ce fait ; puifque ceux qui fe portent le mieux , & font auffi-bien conftitués qu'il fe puiffe , couchent à peine jamais avec un Grateleux , ou dans le même lit , où il a couché , fans

contracter la même maladie. L'infection se communique aussi par le linge
qu'on a lavé avec celui des Galeux;
ensorte qu'il n'y a point de maladie, excepté la peste, qui se gagne plus faci-
lement.

Ceci suffira pour la théorie & le dia-
gnostic de cette incommodité : le pro-
gnostic doit se prendre du caractere
doux, ou malin de la maladie. Elle se
guérit plus aisément quand elle est récente, & communiquée par contagion,
que lorsqu'elle est invétérée, ou occasionnée par quelque disposition scorbutique, ou cacochimique du sang ou
des humeurs : elle est aussi plus aisée à
guérir dans les enfans (ausquels elle est
plus familiere selon Hippocrate) que
chez les Adultes.

Les principales indications se réduisent à corriger le vice de l'humeur des
glandes de la peau, & à rectifier cet organe. Ceci est souvent effectué par les
applications locales ; mais avant d'employer ces dernieres , il faut travailler
à la dépuration du sang, à celle sur-
tout de sa sérosité, par la saignée, les
purgatifs & les altérans convenables,
ayant toujours en vûe de garantir la liqueur nervale de l'humeur nuisible, qui

occafionne fouvent fans cela plufieurs indifpofitions mortelles dans le cerveau , & autres parties nobles.

Il fera , je penfe , inutile de donner beaucoup d'exemples de cures particulieres , fe trouvant par-tout tant de cas de cette efpéce , qu'il y a à peine aucune femmelette , qui ne fe vante de quelque fecret pour la Gale : mais combien d'exemples ne pourroit-on pas alléguer , de perfonnes qu'elles ont tuées par les applications externes, avant d'avoir purgé les humeurs, ou rectifié la maffe du fang ? combien de fois ne caufent-elles pas auffi des fluxions par leurs onguens & leurs ceintures mercurielles, au grand hazard de la fanté , & de la vie même du Malade ? ces exemples font fréquens chez différens Auteurs.

La faignée eft généralement néceffaire dans la cure de cette maladie , & enfuite la purgation répétée , fur - tout avec le mercure doux, qui a une propriété finguliere pour corriger les fels des Galeux.

Les altérans, tels que le petit lait avec le fuc de fumeterre , doivent être employés en même tems.

La crême de tartre mêlée avec autant de fleur de foufre eft utile auffi :

cette derniére eſt le reméde ordinaire des pauvres gens, qui la prennent dans du petit lait, & s'en frottent en même tems, mêlée avec le beurre, ou la graiſſe.

Tout le monde convient aujourd'hui que le ſoufre & ſes préparations, ſoit en coſmétiques, ou donnés intérieurement pour dépurer le ſang, ſont excellens dans les ſoüillures de la peau : mais il n'eſt pas moins certain qu'on doit avoir égard dans leur uſage interne, à certains tempéramens ; comme les étiques & les conſomptifs.

Je préfére le ſel de tartre à la plûpart des autres remédes employés dans cette maladie : pris intérieurement, il purge & purifie parfaitement bien le ſang ; diſſous dans l'eau de fontaine, il forme une liqueur lixivieuſe qui nettoïe & déterge promptement la peau.

Hartman prétend que les fleurs blanches d'antimoine, données pendant vingt jours, font des merveilles dans les Gales obſtinées.

Sydenham procure, dans le même cas, les ſueurs durant vingt matins, avec le bol & la potion ſuivante, laquelle le Malade prend auſſi tous les ſoirs, mais ſans s'exciter alors à la ſueur.

D iiij

Prenez de la Thériaque de Venise ʒß, de l'Electuaire d'œuf ℈j. de la racine de Serpentaire en poudre gr. xv. du Bezoard oriental gr. iv. du firop de citron, la q. f. pour former un bol.

Prenez de l'eau de Chardon béni ʒvj. des eaux Epidémique & Thériacale, de chacune ʒij. du firop d'œillet ʒj. mêlés.

Mais cette méthode me paroît dans bien des cas & des conftitutions, trop échauffante, & propre à incendier le fang ; & j'avoüe que fa feule fatigue me feroit préférer une douce falivation, fi aucun autre reméde ne pouvoit réuffir,

Quant aux Topiques, *Amatus Lufitanus* affûre que le fuivant, dont on oint les puftules, agit fur la peau comme un enchantement.

Prenez de l'Aunée verte ℔ß. de la graiffe de Porc ʒv. broyés, & cuifez-les enfemble fur un feu doux, & fervez-vous de la pulpe exprimée.

Celui-ci propofé par *Sennert*, & qu'on peut rendre encore plus efficace par l'addition d'un peu de foufre, paroît préférable.

Prenez des Racines de Lapath. acut. &

d'Aunée verte, de chacune ℔ß. *de la graiſſe de Porc* ℥iv. *broyés, cuiſez & exprimez fortement comme ci-deſſus.*

Simon Pauli loüe beaucoup le bain, où l'on a fait bouillir les feuilles & les petits rejettons du bouleau.

Hildanus (a) employa la méthode ſuivante dans une Gale fort incommode.

Après avoir preſcrit un régime convenable, & défendu tout ce qui pouvoit échauffer, ou enflammer le ſang, comme le poivre, le ſel, le gingembre, les cloux de gérofle, les oignons, les raiforts, la moûtarde, &c. de même que le vin, & toutes les liqueurs fortes; il purgea le Malade avec cet apozéme :

Prenez des Racines de Lapath. acut. *de grande Scrophulaire, de Polipode, de Chicorée, des écorces de Bourgéne & de Tamaris, de chacune* ℥ß. *de l'Aigremoine, de la Véronique, de la Cuſcute, de la Scabieuſe & de la Fumeterre, de chacune* mj. *de la Régliſſe & des Raiſins ſecs mondés de leurs pepins, de chacun* ℥j. *des quatre Fleurs cordiales, & de celles de Genêt, de chacune* pj. *des Semences d'Anis & de Fenouil, de chacune* ℥ij. *Faites-en une décoction dans la* q. ſ.

____
(a) *Opera* Hild. Cent. 6. Obſer. 83.

D v

d'eau de fontaine jusqu'à la diminution du tiers ; jettez dans ℔iß. de la Colature, ℥ij. de Senné, ʒiij. de Rhubarbe ; des Trochisques d'Agaric, & de la racine de Mechoacan blanc, de chacun ʒ ij. Laissez-les infuser pendant douze heures, & ajoûtez à la Colature faite avec expression, du Sirop de Rose solutif composé ℥ij du Sirop de Fumeterre ℥j. Cet apozéme divisé en trois parties égales, servira pour trois matins.

Le lendemain dela premiére prise, il faisoit saigner le Malade ; & si elle n'avoit pas opéré suffisamment, il ajoûtoit à la seconde ℨj, ou ℥iß. de confection hamech.

Ou à la place du précédent, il ordonnoit celui-ci de tems en tems.

Prenez du Polipode de chêne, de la Sanicle fémelle, de l'écorce interne de la racine de Bourgéne, de la racine de Lapath. acut. de chacun ℥ß. de la Véronique, de la Fumeterre, de la Cascute & de la Scabieuse, de chacune, mß. de la Réglisse ℨß. Faites-en une décoction dans la q. s. d'eau de fontaine, pour qu'il reste ℥v. de liqueur, où vous laisserez infuser pendant huit heures, du Senné, ℥j. des Trochisques d'Agaric, & de la Rhubarbe, de

chacun ʒj. ajoûtez à la colature Ӡj. de fi-
rop de Roses folutif compofé.

Mais fans tout cet embarras , les pilules
fuivantes fuffiront :

Prenez des Pilules aggrégatives Ꝺj. des Pi-
lules de Fumeterre Ꝺij. des Trochifques
alhandal gr. iv. dont vous formerez v.
pilules avec la q. f. de firop de Roses fo-
lutif.

Le Malade ayant été fuffifamment purgé , il ordonna la lotion fuivante :

Prenez des Racines de Lapath. acut. de
grande Scrophulaire, & d'Aunée, de cha-
cune Ӡj. de l'Hellebore noir , & de la Sa-
nicle fémelle , de chacun Ӡß, de la Fume-
terre , de la fcabieufe & du fon , de cha-
cun, mij. du Sel marin, mj. du Tartre Ӡiij.
Faites-en une décoction dans trois pintes
d'eau de fontaine jufqu'à la diminution
du tiers : ajoûtez à la Colature , du Vi-
naigre ℔j. lavez les parties affectées avec
cette liqueur.

Il prefcrivit enfuite cet onguent.

Prenez des Racines d'Hellébore noir , de
Lapath. acut. de grande Scrophulaire, &
d'Aunée , de chacune Ӡj. des fucs de Fu-
meterre , de Houblon, de Scabieufe & de

D vj

Vinaigre fort, de chacun ℔j. de la graisse de Porc ℔ij. Laissez infuser ces matiéres quatre à cinq jours, cuisez-les ensuite jusqu'à environ la consomption de l'humidité ; passez-les, & ajoûtez à ℥iij. de ce qui en résultera, de l'Alun, du Vitriol calciné, de la Céruse, de la Litarge d'or, du Tartre, du Plomb calciné & du Sel marin décrépité, le tout réduit en poudre, de chacun ʒj. agitez-les ensemble dans un mortier, en y ajoûtant ℥ß. de suc de Limon : gardez ce Liniment dans un vaisseau de verre pour vous en servir au besoin.

Lorsque la maladie étoit rébelle, il ajoûtoit à cette pommade ℥j. de mercure. On peut y mêler aussi une quantité convenable de l'onguent de *Oxylapatho*, décrit dans la Pharmacopée de *Londres* ; que j'ai souvent éprouvé en pareils cas, comme un des meilleurs remédes officinaux.

Paul Barbete faisoit d'abord saigner le Malade, & il le purgeoit ensuite avec l'apozéme suivant :

Prenez des Racines d'Asperge, de Chiendent & de Polipode, de chacune ʒvj. de la Réglisse ʒiij. des feuilles de Chicorée & de fumeterre, de chacune, mj. du senné ℥iß.

de la Rhubarbe ℥ß. des Tamarins ʒj. de
la semence d'Anis ʒij. de la Crême de
Tartre ʒiij. infusez ces matiéres pendant
vingt-quatre heures dans la q. s. de petit
lait, faites-les bouillir ensuite, & dissolvez dans ℔i - de la Coulûre ℥iij. de sirop
de Roses solutif. La dose de cet Apozéme
sera de ℥iij.

Ce reméde ayant été pris, plusieurs matins, il excitoit les sueurs avec cette
poudre :

Prenez des Fleurs de soufre, de l'Antimoine diaphorétique, du sel de Chardon béni,
& du sel de Prunelle, de chacun ʒj. mêlez & partagez la poudre en vj. prises
égales.

Il prescrivoit ensuite le bain, la fomentation & le liniment suivans, selon le
besoin ou les circonstances.

BAIN POUR LA GALE.

Prenez des Racines de Lapath. acut. &
de Bryone, de chacune ℥vj. de la Fumeterre, mvj. des Fleurs de Camomille
miij. du son ℔j. du soufre ℥ij. du nitre
℥j. de l'alun ℥iß. du sel commun ℥ij. faites-les bouillir dans la q. s. d'eau de fontaine pour un bain.

FOMENTATION.

Prenez du Plâtre calciné ℥iß. de la Chaux vive ℥ij. de la Litarge d'or ℨß. du bol d'Armenic ℨj. des feuilles de Nicotiane féches ℥iij. faites-en une décoction dans ℔j. de vin blanc, & ℔ij. d'eau de fontaine, & gardez la colature pour l'ufage.

LINIMENT.

Prenez du foufre en canon ℨij. du Savon de Venife ℨiß. du Nitre ℨß. de la Litarge d'or ℨij. du Mercure doux ℨiß. de l'Onguent blanc camphré (décrit dans la Pharmacopée de Londres *) ℨj. de l'huile de bois de Rofes iv. gouttes , mêlées pour un liniment.*

Le même Auteur recommande, dans les Gales rebelles, la chair de vipére féchée, & mife en poudre ; mais la dofe qu'il en prefcrit paroît infuffifante pour produire quelque effet confidérable ; il s'en faut même beaucoup que cette préparation foit auffi bonne que la même chair boüillie, & mangée avec fon boüillon, comme nous l'avons dit dans le chapitre précédent.

J'ordonne ordinairement pour les perſonnes délicates , un lait *ſublimé* , approchant du lait de Mercure du Docteur *Bate* , mais avec le double d'eau ; car je crois ce dernier trop fort : cette proportion doit répondre cependant à la nature de la maladie , & à la texture de la peau , qui ſe trouve très-fine dans certains , & très-groſſiere dans d'autres. La Lotion mercurielle de la Pharmacopée de *Fuller* , quoiqu'encore plus foible , eſt approchante de la mienne.

Si le malade n'a pas de répugnance pour les onguens , je me ſers ordinairement de celui-ci :

Prenez de l'Onguent blanc camphré , de la Pharmacopée de Londres , ℥iſs. *du Précipité blanc de mercure* ʒij. *de l'huile de Tartre par défaillance* ʒſs. *mêlés.*

Mais je voudrois faire obſerver ici que toutes les compoſitions , où le mercure entre , doivent être employées avec beaucoup de précaution , crainte que tandis que nous chaſſons un mal , nous en attirions un autre. Car il eſt aſſez ordinaire que ceux qui ont abuſé long-tems des *Coſmétiques* mercuriels , tombent enfin dans des incommodités fâcheuſes ; comme les tremblemens , les paralyſies, les convulſions, & même la noirceur, & la chûte des dents, comme il a été obſervé par *Willis*, & *Fabric. Hildanus* (a) ; celui-ci rapporte un exemple remarquable d'une femme, qui faillit à perdre la vie, ou du moins les membres, en portant une ceinture de vif-argent, à l'occaſion de la Gale.

Il convient par conſéquent d'eſſayer premiérement d'autres remédes, tels que ceux dont nous avons déja donné des formules. Le ſuivant, qui pendant vingt années ne m'a jamais, ou rarement manqué dans les gales ordinaires, eſt de cette eſpéce.

Prenez de la racine d'Aunée en poudre, des fleurs de ſoufre, de chacun ʒß. des bayes de Laurier, & du Gingembre en poudre, de chacun ʒij. du Nitre purifié ʒj. du beurre frais, ou de la graiſſe de Porc, la q. ſ. pour donner aux ingrédiens la conſiſtance de liniment.

Ou,

Prenez des fleurs de Soufre, & du Soufre vif, de chacun ʒß. de la graiſſe de Porc ʒiv. de l'huile de Tartre par défaillance ʒij. mêlés pour un liniment.

Il eſt commun dans les Gales rébelles,

(a) Cent. 5. Obſerv. 93.

& opiniâtres , & dans celles où l'état groſſier & moins ſenſible de la peau peut le permettre , d'ajoûter l'huile de Soufre , au lieu de celle de Tartre.

Dans une conſultation avec un ancien Praticien , nous preſcrivîmes les remédes ſuivans à un enfant d'environ dix ans , couvert de Gale depuis long-tems par tout le corps , malgré l'uſage de tous les remédes ordinaires , tant externes , qu'internes.

Ayant été purgé trois ou quatre fois , à des intervalles convenables avec le mercure doux , & le diagréde , il uſa de la Lotion ſuivante :

Prenez des feuilles de Nicotiane , & de Sca-bieuſe, de chacune mij. de la racine de La-path. acut. ℔ß. de celle d'Aunée ʒij. du Soufre vif ʒj. faites-en une décoction dans ℔vj. d'eau de chaux , réduite au tiers. Fo-mentez tout le corps avec des linges trem-pés dans cette liqueur , les jours d'entre la purgation , & évitez le froid.

Mais ce remède ne répondant pas ſuffiſamment à notre intention , nous lui ſubſtituâmes le demi-bain ſuivant.

Prenez des feuilles de Fumeterre , de Sca-bieuſe , & de Petun , de chacune miij.

des racines de Lapath. acut. n°. iij. du Soufre vif ℥iv. faites-en une décoction dans dix pintes d'eau de fontaine, jusqu'à la diminution de la moitié ; placez cette liqueur avec les ingrédiens dans un vaisseau convenable, où vous ferez asseoir le malade sur un oreiller à demi - plein de son ; ajoûtez alors assez d'eau chaude pour qu'elle couvre le corps jusqu'aux aisselles ; répétez la même chose cinq ou six soirs pendant un quart d'heure, & évitez le froid.

Il prit durant l'usage de ce demi-bain, & un mois de plus, soir & matin, quinze grains d'Ethiops minéral mêlé avec un peu de sucre, dans une cuillerée de la liqueur suivante, dont il bûvoit une légere dose par-dessus :

Prenez de la racine de Salsepareille coupée menu ℥ij. du bois de Sassafras rapé ʒj. de la racine de Lapath. acut. ℥iij. de la Réglisse ʒj. faites infuser à froid ces matiéres dans ℔v. d'eau de chaux ; & trois jours après, commencez d'en faire user au malade, comme il a été dit, en coulant chaque fois la quantité nécessaire.

L'usage de ces remédes tarit l'humeur, dessécha les croûtes, & enfin la Gale

difparut entiérement. Cependant pour
plus grande sûreté , nous fîmes appliquer un cautere au bras , & répéter le
purgatif mercuriel , une fois par femaine , pendant un mois.

Après l'ufage du bain , & celui du liniment avec le Soufre , dont il fut bien-
tôt las , nous fubftituâmes la chemife
préparée comme il fuit :

Prenez des fleurs de Soufre , & du Soufre
vif, de chacun ʒiv. faites - les boüillir
dans la q. f. d'eau de fontaine , plongez-y
enfuite une chemife pendant un moment ,
& après l'avoir fait fécher , que le mala-
de la porte durant une femaine.

Pour ce qui regarde les ceintures mercurielles , un fçavant Médecin nous dit
qu'on peut s'en fervir avec sûreté , préparées en battant fix gros de Mercure
(j'ai vû un flux de bouche, où l'Apoticaire, pour fe juftifier, jura qu'il n'en
avoit employé que trois gros) avec le
blanc d'un œuf frais , étendus peu à peu
fur un morceau de flanelle neuve , large
de trois à quatre doigts ; féchée enfuite
au Soleil, ou fur un feu doux : mais
qu'on prenne bien garde ; car fi cinq ou
fix grains de Mercure donnés aux enfans, pour tuer les vers , leur affectent

quelquefois la bouche, & les font ba-
ver ; comment ferons-nous sûrs que le
mercure crud, une fois entré dans le
sang, sera moins hazardeux, & agira
précisément comme nous le voudrions?
Si ce Médecin pense que la ceinture
mercurielle est aussi sûre que les autres
remédes, je le crois seul de son opinion, & l'unique, autant que je puis le
sçavoir, qui n'ait jamais été trompé par
celui-là, ou les autres mercuriels.

Dans la Gale scorbutique, les principales indications doivent se prendre
de la maladie dont elle est symptôme ;
c'est-à-dire, qu'on doit prescrire les anti-scorbutiques, propres à détruire les
concrétions salines du sang, & à corriger sa *Cacochimie* ; avec la précaution
d'éviter ceux qui sont doüés de particules piquantes, volatiles, & échauffantes, comme les racines de raifort sauvage, de pied de veau, l'écorce de
Winter, le cresson, la persicaire, &c.
auxquels on doit substituer ceux qui sont
doux & temperés, & dont nous allons
donner quelques exemples.

Boisson Anti-scorbutique.

Prenez des sommités de Pin, & de la racine
de Lapath. acut. *de chacun* ℥iv. *de la*

*Salsepareille, & de la squine, de chacune
℥vj. de la Scolopendre, de l'Hépatique,
de l'Aigremoine, & de la Lierre terres-
tre, de chacun mij. de l'Antimoine crud
plié dans un noüet ℔ß. mettez ces matiéres dans un petit barril avec xvj. pintes
de petite bierre, & après la fermentation
convenable, servez-vous de cette liqueur
pour la boisson ordinaire.*

Electuaire Anti-scorbutique doux du Docteur *Fuller.*

*Prenez de la conserve d'Alleluia ℥iv. de
celle de Kinorodon ℥j. de la poudre de Corail rouge ℥ß. de celles d'Yvoire, & de
corne de Cerf, de chacune ʒij. du sirop
des cinq racines apéritives la q. s. pour
faire un électuaire, dont le malade prendra matin & soir, pendant un mois, de
la grosseur d'une noix-muscade.*

Expression Anti-scorbutique du même Auteur.

*Prenez des feuilles de Becabunga, de Cresson
d'eau, de Pissenlit, & de Grateron, de
chacune m. iv. quatre Oranges avec l'é-
corce. Versez sur ces matiéres broyées, du
vin blanc, & de l'eau de fleur de sureau,*

de chacun ℔j. exprimez la liqueur que vous adoucirez avec du sucre, & dont le malade prendra ℥iv. deux fois par jour.

Ou ,

Prenez des sucs de Plantain, de Becabunga, de Cresson d'eau, & de dent de lion, de chacun ℔ j. des sucs de Limon, d'Ozeille, & de vin blanc, de chacun ℔ß. Laissez les clarifier par résidence ; ajoûtez à la liqueur claire, de l'eau magistrale de vers & du sucre blanc, de chacun ℥iv. donnez-en la même quantité que ci-dessus, le matin, & à quatre heures du soir.

Si la maladie devient opiniâtre , & que dégénérant en une espéce de lépre , elle ne céde point à ces remédes , il faudra avoir recours à ceux qu'on a détaillés dans le chapitre précédent.

Une Demoiselle de moyen âge , d'une constitution grasse , & fort scorbutique , tourmentée depuis plusieurs années , particuliérement en Eté , de pustules brûlantes sur les cuisses , les jambes , les fesses , les hanches , & le ventre , qui ne lui donnoient aucun repos , ni jour ni nuit , tant à cause de la demangeaison que de la cuisson , avoit été soulagée , quelques années avant qu'elle

s'adreſſât à moi, par les remédes ſuivans, adminiſtrés par le Docteur *How*.

Prenez de la conſerve de Fumeterre ʒj. des
poudres de Vipere, & d'Antimoine crud,
de chacun Ɔj. du ſirop de Fumeterre la
q. ſ. pour un bol à prendre matin & ſoir,
avalant par-deſſus la boiſſon ſuivante:

Prenez de la Joubarbe m iij. pilez-la un
peu, & faites-la cuire dans ℔iij. de lait,
réduit à ℔ij. ajoûtez au petit lait coulé,
qui en réſultera, du ſirop violat ℥ij. par-
tagez la liqueur en deux priſes égales,

Elle prenoit auſſi le ſoir, de quatre en
quatre jours, les pillules ſuivantes, &
buvoit, le lendemain matin, environ
deux pintes de petit lait préparé avec
des eaux purgatives (*a*).

Prenez des pilules de Tartre ʒß. du Tartre
vitriolé gr. v. du ſirop de Chicorée la q. ſ.

Cette méthode parut l'avoir délivrée,
comme je l'ai déja dit, de ſon incommodité ; mais le mauvais régime, les
liqueurs fortes, & les alimens de haut

(*a*) On eſt dans l'uſage en Angleterre, de préparer le petit lait, ou de le ſéparer de ſon fromage de différentes maniéres, comme avec le vin
de Canarie, des ſucs d'herbes, des eaux purgatives, &c. comme dans le cas préſent.

goût, l'ayant rejettée dans le même état, elle en revint aux mêmes remédes, qui ayant été administrés sans effet par son Apoticaire, elle s'adressa à moi, son Médecin ordinaire étant mort.

Le Printems étant alors avancé, & les Plantes remplies de leur suc, j'en ordonnai ℨiij. deux fois par jour, de ceux des feuilles de Pissenlit, d'Alle-luïa, de Becabunga, & de Cresson d'eau, que je rendois plus potables avec ℨß. de celui d'Orange, & autant de son sirop. Mais la grossesse de la malade m'empêcha de lui donner le Mercure doux, & de répéter le purgatif aussi souvent que je l'aurois fait : je la fis saigner, pour suppléer à ce défaut, deux ou trois fois en petite quantité, & à des intervalles convenables, dans la vûe de modérer la grande chaleur, & la demangeaison insupportable dont elle se plaignoit. Je lui prescrivis, en même tems, une diéte propre à son état, avec une nourriture simple, & d'aisée diges-tion ; sans quoi je l'assûrai que je ne pouvois lui procurer aucun soulage-ment. La maladie parut être fort palliée par cette méthode ; mais voyant que je ne pouvois la détruire entiérement par-là, j'ajoûtai cette formule.

Prenez

Prenez de la conserve de Fumeterre ʒj. de l'Ethiops minéral, préparé sans feu, & de la poudre de Vipere, de chacun ʒß. du sirop de Fumeterre la q. s. pour former un électuaire, dont elle prendra, matin & soir, de la grosseur d'une noix-muscade, bûvant par-dessus ʒvj. de l'a-pozéme suivant, & autant à cinq heures du soir.

Prenez de la racine séche de Patience sau-vage ʒiß. de celles de Chicorée, & d'O-zeille, de chacune ʒß. faites-les cuire dans ℔iij. d'eau de fontaine, réduite au tiers, jettez dans le pot sur la fin de la cuite, des feuilles de Becabunga, & de Cochlea-ria de jardin, de chacune mß. & deux pommes odorantes coupées en quatre, ajoutez à la colature clarifiée par rési-dence, ʒij. de sirop d'Orange.

Ces secours mirent la malade en état de pouvoir rester tranquille dans son lit, que la démangeaison insupportable oc-casionnée par sa chaleur, lui rendoit auparavant redoutable : mais commen-çant à avoir du dégoût pour ces remé-des, soit à cause de sa grossesse, soit qu'elle fût accoutumée à des viandes plus ragoûtantes, au vin, & aux li-

E

queurs, elle ne voulut plus les continuer ; & ce fut avec assez de difficulté que je lui persuadai de prendre, deux fois par jour, demi-septier de petit lait séparé de son fromage, avec le suc de joubarbe, dont j'ai vû des effets surprenans dans quelques personnes d'un tempérament chaud & bilieux, attaquées d'éruptions scorbutiques & galeuses sur la peau. Ce petit lait édulcoré avec le sirop de Fumeterre, & continué pendant quelques semaines, dissipa entiérement le mal ; mais la malade accoucha avant son terme.

Quant aux Topiques, elle n'en pouvoit supporter aucun que la Lotion suivante, à cause de la grande cuisson qu'elle sentoit après s'être gratée, dont elle ne pouvoit s'empêcher lorsqu'elle approchoit du feu, ou qu'elle étoit dans le lit.

Prenez de l'eau de Plantain ℔ß. des trochisques blancs de Rhasis ʒj. du sucre de Saturne ℈j. mêlés.

Elle trempoit des linges fins dans cette liqueur un peu tiéde, avec lesquels elle lavoit légerement les parties excoriées, qu'elle couvroit ensuite, quand elles étoient séches, avec un autre linge chargé de mon Cérat (*a*); qui consolida les excoriations sans danger, les humeurs se trouvant déja corrigées.

Avant que de quitter cette matiere, je ferai mention d'une espéce de Gale, que *Fallope* appelle *volante*. Elle saisit subitement le corps avec de petites bosses, ou enflûres sous la peau, comme celles qui sont produites par la piquûre des orties, & cause une démangeaison insupportable dans les parties affectées.

Sydenham, qui en parle aussi, dit qu'elle attaque dans quel tems de l'année que ce soit, & qu'elle est sur-tout

(*a*) Comme l'Auteur prescrit très-souvent dans le cours de cet Ouvrage, son Cérat de Pierre calaminaire, sans en donner la description; j'ai cru faire plaisir au Lecteur de placer ici moi-même la composition de ce reméde.

Cérat de pierre calaminaire de Turner.

Prenez du beurre frais du mois de Mai, & du Cérat Citrin, de chacun trois livres & demie; de la bonne huile d'olives, quatre livres; de la Pierre calaminaire, réduite en poudre très-fine, & passée par le tamis, deux livres & dix onces. Faites fondre à un feu doux, la cire & le beurre, mêlez-les avec l'huile, & après avoir passé la liqueur, jettez-y peu à peu la poudre, en remuant le mélange jusqu'à ce qu'il commence à se refroidir, & que la poudre, bien incorporée, ne puisse plus tomber au fond.

E ij

occaſionnée par des vins atténuans, oü des liqueurs ſpiritueuſes ſemblables. La maladie commence, dit-il, par une petite fiévre, qui eſt d'abord ſuivie d'éruptions puſtuleuſes preſque par tout le corps ; qui rentrent & ſe cachent bien-tôt ſous la peau, pour reparoître immédiatement après avec une cuiſſon exceſſive après s'être graté.

Cette Gale paroît être la même que l'*eſſere*, le *fora*, ou *ſare* des Arabes, dont *Sennert* traite dans ſa Pratique, Liv. 6. Part. I. Chap. 26.

Quant à la cure, elle conſiſte, après avoir fait précéder la ſaignée & la purgation, dans une diéte rafraîchiſſante & tempérante, comme les préparations d'orge, de gruau, & autres ſemblables ; répétant la ſaignée & le purgatif, ſelon le beſoin, mais évitant toute ſorte d'applications ſur la peau, quoique *Hartman* ſe vante d'avoir guéri de cette incommodité, une infinité de perſonnes, en oignant les parties affectées avec le ſang qui vient dans l'accouchement, avec l'arriere-faix.

Il y a une autre eſpéce de Gale, qui eſt ſymptome, dit *Harvée*, de la Vérole, parvenue à ſon plus haut dégré : d'où il eſt très-néceſſaire dans toutes les éruptions cutanées, de s'éclaircir, autant qu'il est possible, si elles ne sont pas entretenues par quelque *virus* vénérien caché; tandis que le malade, ayant perdu de vûe les premiers symptomes véroliques, croit, sans soupçonner la véritable cause, que les nouveaux accidens sont scorbutiques, ou occasionnés par quelque excès, &c. sans cet éclaircissement, il est souvent fatigué de remédes avec très-peu de succès, & la maladie qu'on auroit pû aisément détruire par les anti-vénériens, fait tous les jours plus de progrès.

Ce *virus*, dit le même Auteur, altére la masse du sang dans ceux-ci six mois, dans ceux-là un an, dans d'autres, dix-huit mois après l'infection, selon la quantité de cette derniére, ou la négligence des remédes appropriés; la peau se couvre de taches rouges ou jaunes, semblables à des piquûres de puces; ou le front paroît défiguré par des boutons ronds, durs, ressemblans à de petites mûres, avec une petite croûte au bout: ils sont quelquefois secs, quelquefois humides, & passent souvent du front jusqu'aux oreilles; de-là au col, aux bras, aux épaules, à la poitrine, &c. ils paroissent & disparoissent par tems,

E iij

& dégénerent quelquefois en ulcéres lépreux *aduftes*. Ils font fouvent accompagnés d'une démangeaifon univerfelle, comme fi la peau avoit été piquée par des orties. Nous obfervons encore fréquemment une petite tache noire , & dure fur le bout de ces boutons (figne d'une grande malignité), enforte que ces efpéces de puftules femblent fe terminer comme en des pointes noires aigues , imitant le bout des cornes du bélier : s'il en paroît en même tems deux ou trois dans la bouche , à côté des amygdales , nous pouvons fûrement les regarder comme véroliques (*a*).

Quant à la cure de cette Gale vénérienne ; quoique la Lotion mercurielle , ou lait *fublimé* , décrit dans la Pharmacopée de *Bate* , l'eau Phagédénique , l'onguent Napolitain *Enulatum* , ou autre pommade où le Mercure entre, puiffent faire difparoître cette gale , la deffécher , & la faire tomber en écailles ; cependant le fang étant infecté , on ne fçauroit compter fur ces topiques , quelque puiffans qu'ils foient : il n'y a rien qui puiffe détruire radicalement le *virus* , que les anti-vénériens , employés par la voie de la purgation, des fueurs ,

(*a*) Harvée dans fa Vénus démafquée.

&c. mais fur-tout les frictions mercurielles, qui font le reméde le plus efficace.

CHAPITRE IV.

*Des croûtes, & éruptions cutanées
des Enfans.*

PARMI les maladies des enfans, il
n'y en a guéres aufquelles ils foient
plus fujets qu'aux éruptions galeufes,
ou puftuleufes, dans différentes parties
du corps, comme les feffes, mais plus
particuliérement le front, les fourcils,
& autres endroits du vifage, que nous
leur voyons fouvent couverts de croûtes féches; à l'égard defquelles le célébre *Hildanus* donne l'avis fuivant, en
parlant des croûtes, & de la gale des
enfans.

Les meres doivent être, dit-il, très-
circonfpectes fur la cure de ces maladies, & l'abandonner à la nature, excepté qu'il n'y eût une telle *virulence*,
que les parties fuffent en danger de corruption. Mon fils aîné, continue-t-il,
parvint à l'âge de fept ans, fans avoir
eu aucune tache fur fon corps; d'où je

lui avois souvent prédit qu'il seroit saisi de quelque maladie soudaine & mortelle : en effet, ayant été attaqué d'une rétention d'urine, il mourut le septiéme jour, à l'occasion d'une inflammation des reins, & des parties voisines, dégénérée en gangréne, parce que la nature n'ayant pû se délivrer par la gale, &c. des humeurs viciées, celles-ci se jetterent subitement, la septiéme année, sur les lombes, où elles joüérent leur tragédie. J'ai souvent rencontré dans ma pratique différentes maladies, externes & internes, chez les enfans, occasionnées par la privation de ces éruptions, ou leur desséchement trop brusque. Le Médecin doit donc s'abstenir ici des remédes externes, ou tout au plus modérer la démangeaison avec le beurre frais seul, où lavé dans l'eau-rose.

Les enfans, dit *Simon Pauli*, sont souvent incommodés, à raison de leur voracité, d'éruptions galeuses, qu'il faut bien se garder de dissiper avec la Litarge, le Mercure, le Soufre, &c. comme c'est la coutume chez les femmelettes & les Charlatans. On peut, il est vrai, faire bientôt disparoître la Gale par ces moyens ; mais il est certain qu'on mettra ces pauvres innocens en danger de perdre la vie, parce que le fang & le fluide nerveux, fe trouveront alors infectés par les excrémens répercutés, que la nature étoit occupée à chaffer au-dehors.

Les parens ont cependant fouvent recours dans ces cas au Médecin, ou à quelque prétendant à la Médecine : mais fi l'on veut fe donner la peine de confidérer férieufement la chofe, on trouvera qu'il n'y a rien de plus préjudiciable & de plus inutile que les applications externes. Elles ne font qu'affoiblir les forces de l'enfant, ou retenant extérieurement les humeurs excrémenteufes, en occafionner le tranfport fur quelque organe principal : d'où l'on voit l'importance de commettre cette cure à la fageffe de la nature, qui féparant infenfiblement, & avec sûreté, les mauvais fucs des bons, les envoye vers la peau, dans le deffein d'en délivrer le fang. Celui-ci purifié donc par cette voie, & s'engendrant d'ailleurs des bons fucs, à un certain âge, la peau n'en reçoit plus qui puiffent la foüiller de nouveau, ou s'il y en aborde encore, ils n'y font plus affez de féjour pour s'y changer en gale, &c. comme auparavant. J'ai vû, dit le même Auteur, par cette conduite sage & nécessaire, plusieurs enfans parfaitement rétablis, & leur premiére beauté révenir bien-tôt ensuite, tandis que d'autres plus impatiens, avoient éprouvé le danger & l'inutilité des applications externes.

Mais quoique l'usage des topiques soit défendu, les altérans propres à adoucir les humeurs âcres & piquantes, de même que les purgatifs convenables, pour en diminuer la quantité, doivent être employés. Il faut aussi que la Nourrice ne prenne rien qui puisse échauffer, ou enflammer le sang, & qu'elle joigne de tems en tems la purgation à une diéte exacte; il y a même des cas où il est nécessaire de changer le lait pour un plus convenable.

On peut purger l'enfant avec le sirop de Chicorée composé, le sirop Violat, ou celui de roses solutif; ou s'il est sevré, avec une légere infusion de rhubarbe dans l'eau de lait, ou de cerises noires. On peut ordonner en même tems les poudres absorbantes, comme les yeux d'écrevisses, le corail rouge, & les perles préparées.

J'ai donné, le soir avec succès aux enfans d'un an & demi, ou deux ans, deux ou trois grains de Mercure doux avec un peu de fucre, & le lendemain matin, une once de manne, avec quatre ou cinq grains d'antimoine diaphorétique, pris pendant quelque tems. La poudre des Cloportes, & l'Ethiops minéral, fur-tout dans les enfans un peu plus avancés en âge, m'ont auffi réuffi.

On peut joindre à ces remédes les autres altérans rapportés dans le Chapitre précédent, fans omettre la faignée ou les Sangfues, non plus que les cautéres & les véficatoires; fur-tout fi l'humeur excite la toux par fa chûte fur le poulmon, ou qu'elle caufe des paroxifmes convulfifs, & épileptiques, en fe jettant fur quelque partie du genre nerveux.

Que les Nourrices fe gardent donc bien de deffécher les écoulemens qui fe font derriere les oreilles; qu'elles les rétabliffent au contraire (s'ils viennent à difparoître fubitement) par l'application d'un morceau de toile cirée en forme d'emplâtre : car le cerveau, & le fyftême nerveux des enfans fe purgeant par-là des fucs fuperflus, fi ceux - ci viennent à être repouffés fur les nerfs, ils emportent fouvent comme un éclair ces jeunes créatures, fans laisser après eux aucune trace, à caufe de la fubtilité de leurs parties.

Il furvient différentes efpéces d'éruptions cutanées aux petits enfans, aufquelles les Anciens ont donné des noms à leur fantaifie ; tels que ceux de *Pfydracia*, *Phlyctænæ*, *Sudamina*, &c. mais ils différent fouvent entr'eux dans la defcription qu'ils en donnent. *Galien* parle des premiers, fous les termes de *Puftula quædam in fummo, rubicunda, circa totum corpus erumpens ;* quoiqu'il entend d'autres fois par-là une puftule, qui naît auprès du blanc de l'œil (*puftula circa album oculi orta*). *Haffenreffer* s'exprime ainfi là-deffus. *Inveniuntur etiam adhuc puftulæ paulò duriores fubalbidæ, ex quibus quod exprimitur humidum eft, pfydracia appellata : quæ nihil aliud nobis effe videntur quàm affectus ille infantulorum lactantium, quem nonnulli ex recentioribus lacteam cruftam, vel lactumina appellant. Manardus L. 7. Epift. 2. ab humore acri, falfo, & mordaci, ex impuritate lactis, eoque vitiofo, contracto.* Par *Phlyctenes*, on entend des petites veffies puftuleufes, élevées fur la cuticule, comme celles qui font formées par l'eau boüillante ; d'où elles tirent leur nom : elles paroiffent auffi quelquefois sur la *cornée* ; mais elles viennent généralement, selon *Sennert* (*a*), aux cuisses des enfans, & quelquefois sur tout leur corps ; attaquant rarement les personnes plus avancées en âge. On entend enfin par *Sudamina*, des petits boutons, gros comme des grains de millet, qui exulcérent & excorient la peau : ces éruptions, dit le même Auteur, attaquent principalement les enfans, & les jeunes personnes d'un tempérament chaud, & cela sur-tout en Eté : elles se montrent autour du col, aux épaules, à la poitrine, aux bras, & aux cuisses, mais le plus souvent auprès de l'anus, & des parties de la génération.

Ces espéces d'éruptions & semblables, exigent à peu près la même méthode curative, que nous avons déja détaillée à l'égard de la correction de l'âcreté des humeurs, & de leur expulsion hors du corps ; d'où, sans nous arrêter davantage sur ce sujet, nous ferons seulement remarquer ici, comme nous l'avons fait dans le Chapitre précédent, la nécessité de s'informer de la véritable cause de ces sortes d'incommodités ; car si elles venoient d'une Nourrice vé-

______
(*a*) Lib. 5. Part. I, Cap. 22. vol. 2.

rolée, ou de parens infectés, l'enfant ne retireroit aucun avantage que des remédes anti-vénériens.

Malgré tout ce que nous avons dit contre les applications extérieures, il ne faut cependant pas croire qu'on n'en puiſſe quelquefois faire uſage avec sûreté, ſur-tout ſur le déclin de la maladie, ou lorſque le ſang ne fournit plus de nouvelle matiere : ces topiques ne doivent être néanmoins répercuſſifs ni attractifs ; mais propres uniquement à meurir, & à relâcher les croûtes (afin que l'humeur qui eſt au-deſſous, puiſſe tranſpirer plus aiſément) ; enfin à déterger la peau, & à conſolider doucement les ulcérations qui y reſtent.

Un enfant de neuf mois, couvert de grandes puſtules preſque par-tout le corps, mais ſur-tout aux feſſes & aux cuiſſes, étoit ſi miſérablement tourmenté jour & nuit, tant par la cuiſſon, que par la démangeaiſon, occaſionnées par ces puſtules, qu'il étoit devenu comme un ſquelete, faute de repos. Je craignis d'abord que la Nourrice ou les parens ne lui euſſent tranſmis un virus vénérien ; mais je ne pus cependant m'aſſurer, par mes recherches, qu'ils fuſſent attaqués de la vérole, quoique leur vie ne fût pas des plus régulieres. D'ailleurs sur un examen plus exact, j'obfervai de la différence dans la nature des éruptions ; car celles-ci, au lieu de devenir jaunes avec une croûte féche & dartreufe, elles s'élevoient en pointe, & venoient à fuppuration comme les inflammations ordinaires : elles difparoiffoient enfuite, & il s'en formoit de nouvelles dans les mêmes, ou dans d'autres endroits : celles qui étoient placées aux environs des parties de la génération fe trouvant plus excoriées par l'urine, formoient fur les cuiffes & fur les feffes, comme une ulcération continuë.

Je confeillai d'abord, dans la vûe de corriger les humeurs, de févrer incontinent l'enfant, & de le nourrir avec la panade ordinaire, laquelle produiroit, j'étois sûr, un chyle plus fimple, & moins nuifible que le lait qu'il tétoit. Je le purgeai enfuite de tems en tems, (ayant égard à l'âge & aux forces) avec le firop de Chicorée compofé ; je lui donnai, matin & foir, dans l'intervalle des purgatifs, fix grains d'Ethiops minéral dans une cuillerée de firop de Fumeterre, & je panfois les parties excoriées avec mon Cerat. L'acreté des humeurs étant corrigée, &

celles-ci se dissipant peu à peu par ces secours, l'enfant se trouva mieux, sur quoi je lui fis appliquer un cautere au bras, qui est encore continué, & cela avec tant de succès, que l'humeur maligne n'a plus reparu depuis deux ans.

CHAPITRE V.

Des Dartres.

LEs dartres, en Grec *Herpes*, *à serpendo*, ramper ou se répandre, sont des pustules bilieuses, recevant différens noms, selon les différentes formes sous lesquelles elles paroissent sur la peau.

Si elles sont *discrétes*, ou une à une, comme il arrive souvent à celles du visage ; elle s'élévent en pointe avec une base enflammée, dont la rougeur & la douleur disparoissent, & se séchent d'elles-mêmes après avoir jetté la goutte de matiere qu'elles contenoient.

Il y a une autre espéce de Dartres plus malignes, & plus corrosives, dont plusieurs ensemble forment comme un cercle, accompagé de cuisson, & quelquefois d'une grande démangeaison.

celles-ci nommées communément *Serpigo*, font appellées par quelques Anciens, *Vermis repens & mordicans ; Formica miliaris*, ou *ambulatoria* ; par *Celfe*, *Ignis facer* ; quoique je penfe qu'on entend plutôt l'Eréfypele par ce dernier. Ces dartres, qui faififfent le vifage, les mains, ou autres parties du corps, font fouvent d'une nature rébelle & obftinée, rongent la peau, & fouvent audelà, & abandonnent les anciennes parties pour faifir les voifines. Elles ne fuppurent, ni ne fe réfolvent, mais laiffent quelquefois fuinter par le frottement, une eau tenue âcre, quoique le plus fouvent elles ne font accompagnées que de cuiffon, de chaleur & de démangeaifon, qui incommodent & inquiétent extrêmement le Malade.

Il y a une troifiéme efpéce de dartres qui paroiffent en monceaux, formés par de petites puftules, dans différentes parties du corps, comme le col, la poitrine, les lombes, les hanches & les cuiffes : celles-ci font communément accompagnées d'inflammation tout autour, & d'une petite fiévre : leurs têtes fe rempliffent d'une matiere blanche, à quoi fuccéde une petite croûte ronde, dont la reffemblance à un grain de millet, a fait donner à ces dartres le nom de *Miliaires*.

Il y en a enfin une quatriéme espéce, qui, de son plus grand degré de *virulence* & de corrosion, est nommée par les Grecs Ἕρπης ἐσθιόμενος, *quòd celeriter serpendo cutem totam exulceret*. On la désigne ordinairement sous le nom de *Herpes exedens, vel depascens*, dartre rongeante : mais celle-ci appartenant plus proprement au Traité des Ulcéres, nous la renverrons aux Livres de Chirurgie (a), & ne parlerons que des trois premiéres espéces.

Celles qui se manifestent ordinairement au visage par quelques pustules simples, ont peu besoin du secours de la Médecine : car, quoiqu'elles brûlent, cuisent, ou démangent pendant un ou deux jours, elles suppurent cependant d'elles-mêmes, se desséchent ensuite, & disparoissent bientôt.

La seconde espéce, ou le *serpigo*, est plus douloureuse, & quelquefois très-difficile à guérir : elle reparoît même à certaines saisons de l'année, après qu'on l'a crue détruite ; défigurant les mains & le visage, & résistant à tous les remédes.

(a) Voyez ma Chirurgie Angloise. vol. 2. p. 34.

Quoique certains condamnent la saignée , tous approuvent la purgation fréquente , sur-tout avec les *Cholagogues* , aufquels , s'ils manquent d'effet , il faut fubftituer les mercuriels ; particuliérement s'il y a le moindre foupçon de quelque *virus* vénérien dans le fang. Après avoir détruit la *Cacochymie* , on peut hazarder les Topiques , dont quelques-uns , recommandés par de bons Auteurs , feront ici joints à ceux que j'ai éprouvé moi-même.

Ambroife Paré (a) , après les évacuations générales , prefcrit les fuivans :

Prenez de la poudre de Noix de Gale , de l'écorce de Grenade , des Balauftes , & du Bol d'Arménie, de chacun ℥ß. de l'eau-rofe , & du vinaigre fort , de chacun ℥ß. de la Graiffe de Canard , & de l'Huile de Myrrhe , de chacune ʒvj. de la Térébenthine ℥ß. mêlés pour un onguent.

Prenez du foufre , du vitriol , & de l'alun , de chacun ℥j. Faites-les macérer dans du vinaigre fort , & paffez à travers un linge pour une lotion.

Ou ,

Prenez des eaux rofe & alumineufe , de cha-

(a) Liv 7. ch. 14. Liv. 19. ch. 29.

cune ℥ij. de la Chaux ʒij. de l'Alun ʒiij, du Sublimé en poudre ℈iv. Faites - les boüillir légerement au bain - marie, & filtrez pour une lotion comme ci-deſſus.

Prenez de l'Huile de Tartre ℥ij. du Savon commun ℥iv. mêlés pour un Liniment.

Prenez de l'Onguent enulatum ℥ij. de la Ceruſe ℥ß. du Mercure ʒiij. des ſucs de Citron & de Lapath. acut. de chacun ℥ß. incorporez ces matieres pour un Lini-ment.

Galien recommande les ſucs de plan-tain & de morelle, mêlés avec l'oxy-crat.

Barbete place la cauſe des dartres dans la lymphe plutôt que dans la bile & le flegme ſalin, comme les Anciens. Il purge bien le Malade, & le tient à la décoction de ſquine ; il fait frotter les parties dartreuſes avec la ſalive, lorſ-qu'on eſt encore à jeûn, étant alors doüée, ainſi que l'urine, d'une qualité déterſive & mondificative. Certains, dit le même Auteur, font uſage de la moûtarde, à laquelle d'autres ajoûtent la poudre à canon, qui peut convenir à raiſon de ſes ingrédiens. Il loüe auſſi, comme un reméde ſingulier, l'*Unguen-*

tum fufcum de *Felix Wurtz*, & le fuivant dans les dartres rébelles.

Prenez de l'Onguent de Felix Wurtz ʒiij. *de l'Onguent blanc camphré (décrit dans la Pharmacopée de Londres) ʒiſs. de la Céruſe, du Soufre & de la Myrrhe, de chacun ʒj. de la Litarge ʒiſs. du Mercure doux, & du Vert-de-gris, de chacun ʒſs. de l'Huile roſat la q. ſ.*

Prenez du ſel de Prunelle, ʒj. des Fleurs de ſoufre ʒſs. du ſel de Saturne ʒiſs. de l'Huile de Raves la q. ſ.

Parmi les remédes ſimples, utiles dans ces cas, il recommande le plantain, la morelle, les roſes rouges, les balauſtes, les noix de cyprès, l'écorce de grenade, l'encens, le maſtich, la tuthie, la céruſe, la litarge, le plomb calciné, le ſoufre, le poivre, le gingembre, le mercure, auſquels je prendrai la liberté d'ajoûter le vitriol & le nitre. Les compoſitions qu'il rapporte, ſont les onguens Ægyptiac, de Pompholix, de plomb, de minium, *de Ranis cum mercurio*, & l'onguent gris.

Le peuple fait uſage de l'encre, qui, eu égard à ſes ingrédiens, peut avoir quelque effet. Dans certains cas d'une *virulence* extraordinaire & *phagédénique*, quelques Auteurs ont hazardé de toucher légerement les dartres avec l'eau forte ou l'huile de vitriol, qui en ont à la vérité rallenti le progrès, tandis que d'autres moins effectifs n'avoient rien produit, mais on ne doit abfolument fe fervir de pareils remédes qu'avec la derniére précaution.

Après les remédes généraux, je me fuis fervi avec fuccès dans ces cas de cette eau de la Pharmacopée de *Bate.*

Prenez de l'Alun & du Vitriol blanc, parties égales ; faites - les cuire fur un feu doux, dans un vaiffeau de terre, jufqu'à une confiftence pierreufe ; jettez une cuilleréc de cette matiere en poudre dans deux livres d'eau boüillante : quand elle fera diffoute, filtrez la liqueur, dont vous baffinerez les parties, après l'avoir fait tiédir.

Les vinaigres de litarge, & aluminé du même Auteur font utiles, de même que fon eau & fon onguent pour les dartres ; mais ce dernier doit être employé avec précaution, & feulement dans les cas rébelles, à caufe de la chaux vive & de l'arfénic qui y entrent.

Une jeune Demoifelle, attaquée de

puis long-tems, d'une dartre fur le bras, fur-tout vers le *folftice* d'Eté, ayant ufé fans aucun effet, des poudres abforban-tes avec quelques anti - fcorbutiques doux, des décoctions des bois fudori-fiques, & d'un petit lait médicinal pen-dant tout un Eté, fut délivrée par mes foins de cette incommodité, de la ma-niere fuivante.

Après l'avoir purgée deux ou trois fois avec le mercure doux, elle alla boire les eaux d'*Epfon*, & prit avec elle un pot du liniment fuivant, dont elle frottoit la dartre tous les foirs en fe couchant : elle fut defféchée par cette méthode environ quinze jours après, & elle n'a plus reparu depuis, quoiqu'il y ait déja quelques années.

Prenez de l'Onguent rofat ℥j. du précipité blanc de Mercure ʒj. de l'Arcane coral-lin ʒß. de l'Huile de bois de Rofes, deux gouttes, mêlés.

Une autre Demoifelle affectée depuis quelque tems, d'une dartre fous le men-ton, ayant été fuffifamment purgée, & fait enfuite ufage du liniment ci-deffus avec très-peu de fuccès, je lui donnai une petite phiole du lait de *fublimé*, dont j'ai fait mention dans le Chapitre de la

Gale; lequel arrêta bientôt la malignité de l'humeur dartreuse, & guérit parfaitement la maladie.

Une Parente de la même personne, dont les jointures des doigts étoient couvertes de dartres, qui s'étendoient jusqu'au dos d'une des mains, voulant éprouver le même reméde, porta la phiole, à mon insçu, chez son Apoticaire pour lui faire faire la même préparation: l'Apoticaire, en ayant deviné la composition, lui donna ce qu'elle demandoit; mais ayant excédé la proportion du sublimé corrosif, ce reméde attira, avant le jour suivant, une fluxion violente sur tout le bras, avec une inflammation considérable, & des vessies sur les parties, qui avoient été lavées avec cette liqueur. La Malade fort épouvantée m'envoya chercher promptement; & après m'avoir fait des excuses de ne s'être pas d'abord adressée à moi, elle me témoigna la crainte où elle étoit d'avoir été empoisonnée par quelque quiproquo; mais devinant le fait, je tâchai de lui persuader qu'elle en seroit quitte pour quelque douleur, occasionnée par l'excoriation: après quoi j'en vins d'abord à la saignée. Je donnai un coup de ciseaux aux vessies, & fis

une

une embrocation fur tout le bras avec
l'huile rofat ; j'appliquai par-deffus le cataplafme fait avec la mie de pain , & le
lait , auquel je mêlai un peu d'onguent
de fureau ; le lendemain la tumeur parut un peu diminuée , & deux ou trois
jours après je fubftituai au cataplafme ,
le feul onguent de fureau. Je panfai les
excoriations avec mon cérat de pierre
calaminaire , dont je parlerai encore ci-
après ; & je purgeai fur le déclin de la
maladie.

La Malade fut tourmentée , à la vérité , de douleurs violentes, qui lui oc-
cafionnerent la fiévre ; mais elle obtint
pour récompenfe , la guérifon parfaite
de fes dartres.

En voilà affez pour la feconde efpéce de dartres., ou le *Serpigo* : je ferai
feulement obferver, quant à la cure, que
tandis qu'on fe fert de ces Topiques piquans & defféchans pour les détruire ,
il en faut appliquer d'autres plus doux
de tems en tems , pour entretenir la
foupleffe de la peau , & confolider les
excoriations.

Les *dartres miliaires* ne pouvant fupporter les applications piquantes &
defficatives , doivent être traitées un

peu différemment des précédentes. On doit aussi, avant d'en venir à l'usage des Topiques convenables, s'attacher ici avec plus de soin, à tarir la *Cacochymie* bilieuse, à tempérer l'acreté des humeurs, & à garantir les parties principales du dépôt des sucs excrémenteux, observant sur-tout de ne pas répercuter ceux qui sont déja arrivés vers la peau.

Les remédes internes, qui peuvent remplir ces vûes, sont les mêmes que ceux de l'Erésypele, dont nous traiterons dans le chapitre suivant.

Quand les pustules sont mûres & bien sorties, on peut en couper légérement les bouts avec des ciseaux bien fins, & essuyer ensuite l'humeur qui en sort avec un linge fort doux, pour prévenir une plus grande érosion : après quoi on doit appliquer sur les parties un cérat fait avec l'huile & la cire, retenu avec un bandage, pour empêcher que la chemise ne se colle à la peau. On se sert sur le déclin, des onguents de Pompholix, de minium, de chaux, & de l'onguent blanc camphré ; quoique les deux derniers doivent être suspects à raison de leur grande réfrigération. Je préfére à tous ceux-là mon cérat de pierre calaminaire, étant légérement digestif, & consolidant en même tems.

Le Vulgaire a inféré du prognoftic donné par quelques Auteurs, que lorf-que ces dartres font le tour du corps, elles font mortelles : pour moi, qui me-fure plus leur danger par la malignité de l'humeur & fa répercuffion, que par le nombre des puftules, ou par leur pofi-tion eu égard aux parties du corps, j'ai obfervé plus d'une fois le contraire.

Un Domeftique attaqué, à l'occafion d'un excès de vin, d'une cuiffon & d'un fourmillement dans une de fes épaules, y fentit un ou deux jours après, la chemife collée, & l'apperçut, après l'a-voir ôtée, tachée d'une certaine hu-meur ; épouvanté par l'augmentation de ces accidens, & leur communication aux autres parties du dos, il me fit ap-peller : je découvris un grand peloton de puftules, dont quelques-unes avoient déja crévé, & acquis une croûte par le defféchement ; tandis que d'autres é-toient entourées de boutons de la mê-me nature : j'ouvris celles qui étoient pleines de matiere, & pendant que j'en-voyai chercher un pot d'onguent *Pom-pholix*, je faignai le Malade, & j'appli-quai enfuite fur les parties affectées un linge chargé de cet onguent. Je le pur-geai le lendemain avec la rhubarbe, le

fenné, les tamarins, le fel de tartre, &c.
Il prit enfuite ; tous les jours, deux gros
de crême de tartre dans fon eau de
gruau. Après la feconde purgation, les
puftules cefferent de fe répandre, &
celles qui avoient paru les premieres,
commencerent à fe deffécher. J'ordonnai d'ouvrir les autres à proportion
qu'elles fe formeroient, & je les fis panfer avec mon cérat de pierre calaminaire, jufqu'à leur parfaite guérifon.

Une Servante, d'une peau délicate,
fut faifie (après avoir marché à l'ardeur du foleil, de la maifon de Campagne de fon Maître à *Londres*) d'une
chaleur brûlante, & d'un fourmillement
dans la cuiffe; où ayant découvert quantité de boutons, elle fit part à fa Maî-
treffe de fes craintes à l'égard de la petite Vérole : Le lendemain l'Apoticaire
de la maifon fut appellé ; mais n'appercevant rien fur le vifage, ni fur le col, il
les affûra que ces boutons ne procé-
doient que d'un excès de chaleur, excité dans le fang : cependant les puftules augmenterent, & s'étendirent fur
toute la cuiffe, avec fiévre, infomnie,
douleur vive & inflammation de la partie ; en forte que la Malade ne pouvoit
plus appuyer le pied contre terre. La

crainte du danger les ayant déterminées
à me faire appeller , je trouvai la cuiſſe
remplie d'éruptions miliaires , accompagnées de la décharge d'une copieuſe
matiere purulente. Lorſque j'eus dit à
la Maîtreſſe ce que c'étoit , elle me répondit qu'elle alloit donc me ſatisfaire
pour ma viſite , puiſqu'à préſent qu'elle
connoiſſoit la maladie , elle s'aſſûroit
de la guérir elle-même avec un ſécret
qu'elle poſſédoit : je lui dis de prendre
bien garde à ce qu'elle feroit, puiſque les
applications impropres pourroient mettre en danger cette jeune fille.

Ce grand ſécret , comme je l'appris
enſuite , étoit le ſang d'un Chat noir ;
(car il ne doit être d'aucune autre couleur) appliqué ſur les parties affectées.
Il ne faut pas oublier auſſi que ce ſang
fut pris de la queuë de l'Animal , coupée, dans ce deſſein. Mais ce fameux reméde ne fut eſſayé qu'une fois ; car le
ſang s'étant durci ſur l'endroit, & fer-
mant par-là la ſortie à la matiere , les
douleurs redoublerent ſi fort , que la
pauvre fille ne voûlut pas ſubir une ſeconde épreuve. La noirceur & la puanteur de la cuiſſe leur faiſant craindre la
mortification , ils me firent prier d'oublier leur conduite à mon égard , & de

revoir la Malade ; ce qu'ayant fait, je bassinai doucement les parties avec du lait tiéde, pour en emporter le sang ; je couvris ensuite toute la cuisse avec mon cérat, je saignai la Malade, & lui ordonnai un bol pour le matin suivant, avec l'Electuaire lénitif, la rhubarbe en poudre & la crême de tartre.

Environ une semaine après, la tumeur & l'inflammation diminuerent considérablement, & les excoriations se consoliderent bientôt aprés par le secours de mon même cérat.

La Malade fut tenue, pendant tout le cours de la maladie, aux crêmes d'orge, ou de gruau, prenant son bol purgatif de deux en deux, ou de trois en trois jours, ou un petit lait séparé avec les eaux d'*Epson*, & édulcoré avec le sirop de roses solutif.

CHAPITRE VI.

De l'Eréssypele.

LES Anciens admettoient quatre humeurs distinctes dans les veines, qu'ils distinguoient sous les noms de sang, de phlegme, de bile, & de mélancolie, attribuant le phlegmon, ou l'inflammation au premier ; l'œdeme, au second, l'Eréfypele, à la troifiéme, & le cancer, à la quatriéme. Ils donnoient encore différens noms à ces tumeurs, felon le différent mélange de ces humeurs ; accordant toujours la préférence à la prédominante : Ainfi fi le fang dominoit fur la bile, c'étoit le phlegmon éréfypélateux ; fi c'étoit la bile fur le fang, il en réfultoit l'Eréfypele phlegmoneux, & ainfi des autres.

Les Modernes au contraire, regardent le fang dans fon état naturel, comme un fluide homogéne, balfamique, circulant continuellement autour du corps pour le foûtien de la vie ; duquel il fe fépare cependant toujours différens fucs, par le moyen des couloirs glanduleux ; dont les principaux font la falive, la bile & la liqueur pancréatique : aux défordres & aux mélanges dépravés defquelles le célébre *Sylvius de le Boe* attribue la fource de la plûpart de nos maladies.

Mais les Chymiftes en placent les caufes dans le mélange inégal, ou la dégénération des foufres & des fels de la maffe fanguine : ainfi ils déduifent du vice des derniers, ou de leur nature acide muriatique, ou lixivieufe, le Scorbut , la Gale, la Lépre, le Cancer, &c. des premiers trop enflammés par le mélange de quelques particules hétérogénes , ils dérivent la fiévre , ou ce mouvement intestin du sang , au moyen duquel la nature occupée à chasser l'ennemi au dehors , jette souvent la matiere morbifique à la surface du corps , comme dans le cas présent.

L'Erésypele peut être défini une affection de la peau , produite par une effervescence bilieuse du sang , qui jette les sucs viciés vers l'habitude du corps; où ils forment une tumeur superficielle, accompagnée de tention, de fiévre , de chaleur , d'une douleur poignante , & d'une rougeur tirant sur le jaune ; laquelle disparoît d'abord par une légere pression du doigt , & revient aussi-tôt en le retirant. Cette incommodité est nommée *Ignis sacer* , & *Ignis sancti Antonii* par les Latins , & *Rosa* par certains, à cause de sa couleur.

L'Erésypele différe du phlegmon à raison de sa couleur plus jaune , de sa chaleur brûlante & pongitive , de la moindre tuméfaction, & pulsation de la partie.

Quoique cette maladie puisse arriver à toutes les parties du corps, elle at-

taque cependant plus communément le
viſage ; ce qui vient peut-être de ce que
ſes pores étant directement expoſés à
l'air , les humeurs y ſont arrêtées ſous
la cuticule , par la froideur de ce fluide,
juſqu'à ce que ces mêmes pores étant
r'ouverts , elles ſoient diſſipées par la
tranſpiration , ou la réſolution.

Voilà pour la deſcription & le diagnoſtic de la maladie ; quant au prognoſtic , nous dirons qu'elle n'eſt jamais abſolument exempte de danger ,
ſur-tout lorſqu'elle attaque la tête & le
viſage ; à cauſe de ſa proximité avec le
cerveau , & du riſque qu'il y a alors
qu'elle ſe jette ſur ce viſcére , ou ſur les
nerfs ; particuliérement ſi l'on ne prend
beaucoup de ſoin de prévenir ces dé-
pôts : car, ſelon Hippocrate , *Eryſypelas
foras quidem introverti , malum : intus ve-
rò foras , bonum.* Cette indiſpoſition ne
peut être regardée comme légere , é-
tant ordinairement accompagnée de
friſſons, d'anxiété & de douleur d'eſtomac ; de même que la fiévre maligne ,
dont l'Eréſypele eſt une moindre eſpéce.

La cure conſiſte dans la diéte , la
Pharmacie , & quelques légers ſecours ,
tirés de la Chirurgie. La diéte doit être
modérément rafraîchiſſante , & humec-

tante, comme les crêmes légeres d'orge & de gruau, & le boüillon de poulet. La boiſſon ſera priſe du petit lait, ſéparé avec le vin de Canarie, du lait & de l'eau, boüillis enſemble, & des émulſions, excepté dans les cas de grande malignité, où il faudroit permettre des boiſſons plus chaudes, pour l'éloigner du cœur: le Malade doit cependant s'abſtenir de la viande, des liqueurs fortes, des épiceries, & de tout ce qui peut irriter, ou enflammer davantage le ſang.

Après les ſaignées, les doux purgatifs conviennent, tels que la rhubarbe, les tamarins, la caſſe, la manne, l'électuaire lénitif & la crême de tartre. Les lavemens rafraîchiſſans donnés de tems en tems ſont utiles auſſi. Lorſque l'on craint la répercuſſion de la matiére, ou ſon dépôt ſur quelque partie, on doit procurer la tranſpiration avec la thériaque, le *Rob* de ſureau, l'antimoine diaphorétique, le ſafran, &c. les *épithémes* peuvent auſſi être mis en uſage, ſurtout lorſque le Malade ſent de la douleur, ou des inquiétudes dans l'eſtomac.

Quant aux Topiques, il y en a de différentes eſpéces; quoiqu'il ſoit ordinairement plus ſûr de s'en abſtenir tout-à-fait juſqu'à ce qu'on ait modéré l'ardeur

& la fougue de la matiére morbifique, & qu'on l'ait emportée par les faignées, les purgatifs, & même les fueurs douces, fi le cas les requiert. Cependant fi l'inflammation fe répand, & rend le Malade fort inquiet, les applications fuivantes peuvent être prefcrites avec le foin d'éviter toutes celles qui font extrêmement froides, graiffeufes, & trop relâchantes.

Sennert recommande cet épithéme dont on fe fert deux ou trois fois par jour, en y trempant des linges qu'on féche enfuite à l'ombre, & qu'on applique chauds.

Prenez ℔ij. de Leffive faite de cendres de Hêtre, deux blancs d'œuf, & un gros de camphre, mêlés.

Mais crainte d'adhérence de ces linges aux parties, ou qu'il furvienne des veffies, ou des ulcérations, je préfére à cette forme, les fomentations, les linimens, ou le cérat. Par conféquent;

Prenez du favon blanc ℥j. de l'eau de fontaine, ou plutôt de celle de fureau ℔iij. faites-les boüillir jufqu'à la diffolution du favon, & trempez-y des linges que vous appliquerez chaudement fur la partie af-

fectée, les renouvellant dès qu'ils feront fecs.

La décoction de *Riviére* faite avec la fauge & le favon de Venife, regardée par quelques-uns comme le plus excellent reméde, eft de la même nature que la précédente :
Ou,

Prenez de la Thériaque ʒj. de l'eau de fu- reau ʒv. mêlés, & fervez-vous-en com- me ci-deffus.

Le même *Sennert* hazarde des Topiques plus rafraîchiffans, tel que celui-ci :

Prenez des feuilles de Morelle & de Joubar- be, une partie de chacune ; de la Dent de Lion & de la Reprife, de chacune deux parties ; broyez-les avec un peu de vinai- gre, & les eaux de plantain & de mo- relle ; exprimez-en enfuite le fuc, imbi- bez-en des linges, & appliquez-les fur la partie, avec la précaution de les chan- ger fouvent.

Quelques-uns fe fervent de l'eau diftil- lée des feuilles de chêne, mêlée avec le fuc de laitue.

Mais il faut être très-circonfpect, comme nous l'avons déja remarqué dans l'ufage de ces remédes, crainte que la

matiére de l'inflammation repoussée en
dedans, se jette sur quelque partie prin-
cipale , comme il arriva à la personne dont parle *Hildanus* (a) , qui s'étant
frottée le bras par l'avis d'un Barbier ,
avec une huile rafraîchissante & répercussive , y attira subitement la gangréne.

Barbete (b) recommande l'application suivante , dont je crois qu'il est
mieux de retrancher l'opium.

Prenez de la poudre de Myrrhe rouge ℨij.
du sel de Saturne ℨj. du Camphre ℈j. de
l'Opium gr. xxv. du Vin blanc ℥vj. ap-
pliquez des linges , imbus de cette liqueur,
sur la partie affectée , & les renouvellez ,
lorsqu'ils seront secs ou refroidis.

Mais je préfére celle-ci que Barbete regarde aussi comme meilleure.

Prenez des Trochisques blancs de Rhasis ℨj.
du Camphre ℈j. de l'Esprit de vin ℥j. de
l'Eau de sureau ℥vj. mêlés , & servez-
vous-en comme de l'autre.

Lorsqu'il y a ulcération,
Prenez des Trochisques blancs de Rhasis ,
de la Myrrhe rouge , & de la Litarge
d'or , de chacun ℨj. des Fleurs de soufre

(a) Cent. 1. Obs. 82.
(b) De Eresyp. Cap. 3.

ʒß. de la farcocolle. ℈ij. des Blancs d'œufs la q. f. pour un Liniment.

Grégoire Horſtius (a) commence par ce fudorifique :

Prenez du Rob de ſureau ʒij. de la Thériaque ℈j. de l'Eau de fleur de ſureau ʒij. mêlés.

Il recommande auſſi dans la même vûe, avec Sennert & quelques autres, la noix-muſcade torréfiée ſur la braiſe , dans un linge moüillé, & donnée enſuite en poudre dans un verre de petit vin, ou d'eau de ſcabieuſe ; après quoi il ſe ſert de la fomentation ſuivante :

Prenez de l'Encens mâle & de la Myrrhe , de chacun ʒß. du Camphre ʒij. du ſafran ʒß. du vinaigre & du vin , de chacun ℔j. Faites boüillir ces matieres dans un vaſe couvert , & trempez des linges dans la décoction , que vous appliquerez ſur la partie affectée.

Galien & Avicenne ordonnent l'oxy-crat : mais ce reméde eſt dangereux , pour les raiſons déja rapportées ; on ne doit donc s'en ſervir qu'avec une ex-trême précaution ; non plus que du ſuivant preſcrit par *Ambroiſe Paré*, excepté que le mal ne ſoit éloigné de la tête, le pouls fort, & le Malade jeune.

Prenez des ſucs de morelle, de plantain & de joubarbe, de chacun ℥ij. du vinaigre ℥ſs. du Mucilage de ſemence de pſyllium ℥ij. du ſuc de Juſquiame ℥j. mêlés.

Il ſe ſert de celui-ci pour l'Eréſypele du viſage (a).

Prenez de l'Onguent roſat ℥ij. des ſucs de plantain & de joubarbe, de chacun ℥ſs. des Trochiſques de Camphre Əj. & un peu de vinaigre, mêlés pour un Liniment.

Ætius recommande la poudre de nid d'hirondelle avec du miel, dont M. *Wiſeman* fait auſſi mention.

Les ſuivans conviennent ſur le déclin de la maladie, pour fortifier les parties, & diſſiper les reſtes de l'humeur.

Prenez des Farines d'orge & d'ers, de chacune ℥ij. de la Farine de lin ℥iſs. Faites-les cuire dans l'Hydromel, ou l'Oxycrat, ajoûtez à la décoction, des roſes rouges & des fleurs de Camomille en poudre, de chacune ℥ſs, des Huiles d'Anet & de Camomille, de chacune ℥j. pour un Cataplaſme.

(a) Paré. liv. 7. ch. 13.

Ou,

*Prenez de la racine d'Althæa ʒij. de la
Mauve, de la Pariétaire, de l'Abſyn-
the & de la Sauge ; de chacune mj. des
Fleurs de Camomille, de Melilot, & des
Roſes rouges, de chacune mß. Faites-en
une décoction dans parties égales de vin &
d'eau, pour une fomentation, dont on ſe
ſervira avec une éponge.*

Sydenham recommande après la ſaignée
& la purgation répétée, la fomentation
& la mixtion ſuivantes :

*Prenez des racines d'Althæa & de Lys blanc,
de chacune ʒij. des Fleurs de Mauve,
de Sureau & de Boüillon blanc, de chacune mij. des Fleurs de Melilot & de
Millepertuis, & de la petite Centaurée,
de chacune mj. des ſemences de Lin & de
Fenugrec, de chacune ʒß. Faites-en une
décoction dans la q. ſ. d'eau de fontaine,
pour qu'il reſte ℔iij. de liqueur ; ajoûtez
à chaque livre de la colature, lorſque
vous voudrez vous en ſervir, ʒij. d'eſprit
de vin. Appliquez ſur la partie affectée
des morceaux de Flanelle, imbus de cette
liqueur chaude.*

Après quoi il faudra mettre par-deſſus
un papier broüillard trempé dans la mixture ſuivante :

Prenez de l'Esprit de vin ℔ ß. de la Théria-
que ʒij. des Clous de Gérofle, & du Poi-
vre long en poudre, de chacun ʒij. mê-
lés.

Mais ſi quelques-uns des premiers Topiques ſont à craindre à cauſe de leur
grande froideur, ce dernier peut occa-
ſionner une excoriation, ou ulcération
très-incommode dans les Eréſypeles, où
la peau eſt délicate, & où il y a des
Phlyctenes. D'où je n'emploie généralement dans ce cas, & avec ſuccès, que
quelques remédes ſimples, ou moins
compoſés, tels que l'huile de ſureau,
agitée avec l'eau de chaux ; où j'ajoûte
quelquefois un peu d'eſprit de vin camphré : L'onguent de ſureau eſt auſſi un
excellent reméde, de même que la fomentation, ou le cataplaſme faits avec
la décoction de roſes rouges, de fleurs
de ſureau & de camomille, dans l'eau
commune, & un peu de vin. La moitié de cette décoction peut être réduite
à la conſiſtence de cataplaſme avec la
farine de fêve, ou la mie de pain, &
l'autre moitié réſervée pour une fomentation à laquelle on ajoûte, ſi on le juge
néceſſaire, un peu d'eſprit de vin camphré, chaque fois qu'on s'en ſert. Lorſ-

que les parties font ulcerées, j'y applique, après les avoir fomentées, mon Cérat de Pierre calaminaire.

Un jeune Tapiffier fut faifi, après quelques légers friffons, d'une fiévre, dont la matiere dépofée peu de jours après fur les deux jambes, y produifit un éréfypele, qui s'étendoit depuis les genoux jufqu'aux doigts des pieds.

Je faignai d'abord le malade, & lui envoyai un pot d'onguent de Sureau, pour s'en faire des embrocations fur les parties affectées, enveloppées enfuite avec des linges fort doux. Je prefcrivis en même tems la purgation fuivante pour le lendemain.

Prenez du Senné ʒiſs. de la Rhubarbe concaſſée ʒj. des tamarins ℥j. de la crême de tartre ʒj. faites-en une décoction dans la q. f. d'eau de fontaine, ajoutez à la colature, ʒx. de ſirop de roſes ſolutif.

Mais l'inflammation augmentant malgré ces fecours, fur-tout à la jambe droite, & y étant furvenu des veffies, j'ouvris celles-ci, & je fomentai les parties affectées avec la folution des trochifques blancs de *Rhaſis*, dans l'eau de fleur de Sureau. Je panfai cette jambe avec un Cérat fait avec l'emplâtre de Minium, & l'on-

guent de Sureau ; & je fis des embrocations sur l'autre avec l'huile de Sureau ,
& l'eau de Chaux , mêlées & agitées
ensemble , qui empêcherent la formation des vessies , & dissipérent l'inflammation. Mais trouvant plus d'obstacle
à guérir les excoriations de la jambe
droite , je substituai au Cérat ci-dessus ,
le mien de Pierre calaminaire , avec lequel j'accomplis la cure , dans peu de
jours. Le malade prit , pendant tout le
cours de sa maladie , de deux en deux ,
ou de trois en trois jours , sa potion
purgative , ou bien le sel d'*Epson* , &
quelquefois de la crême de Tartre dans
son eau de Gruau.

Une jeune femme ayant pris froid
dans le tems de ses régles , sentit dans
la nuit , ses paupiéres si enflées , qu'à
peine elle pouvoit les ouvrir. Elle avoit
aussi dans le front un fourmillement , &
une chaleur brûlante , dont tout le reste
du visage participoit. Tourmentée le
matin de douleur d'estomach , de nau-
sées & de frissons , elle m'envoya chercher. Informé des circonstances , je lui
ordonnai d'abord un doux vomitif avec
la simple infusion de chardon bénit ,
après quoi se remettant dans le lit , elle
prit la Potion suivante , & je lui appli-

quai un véficatoire entre les épaules.

Prenez de la thériaque ʒ ß. de la compofi-
tion , connue fous le nom de Pulvis è chelis cancrorum *ʒj. du fafran gr. v. de la*
confection alkermès ʒj. de l'eau de chardon
benit ʒij. du firop de citron ʒ ß. mêlés.

Le lendemain matin , l'eftomach fut
beaucoup mieux , mais l'inflammation
fe répandant plus loin fur la tête , nonobftant une décharge abondante , procurée par le véficatoire ; je la fis faigner,
lui ordonnai un lavement , & un doux
anodin pour le foir. Le lendemain , la
chaleur , la foif , & les inquiétudes
ayant diminué , je purgeai la malade
avec une infufion de Rhubarbe , de Tamarins , &c. dans l'eau de fleurs de Sureau ; où j'ajoutai le firop de rofes folutif , & celui de chicorée compofé.
Pendant tout ce tems-là , je ne me fervis d'autres topiques , que de l'eau
de fleurs de Sureau , mêlée avec un
peu d'efprit de vin camphré. Je lui prefcrivis , pour complaire à fes défirs , la
pommade fuivante , dans la vûe d'unir &
d'adoucir la peau du vifage , qui s'étoit
écaillée par-tout , & paroiffoit un peu
rude.

Prenez de l'onguent de pommes ʒj. de la pom-

made de fleurs d'orange ʒij. du blanc de baleine ʒj. de l'huile d'amandes douces récente ℥ß. mêlés.

Ses régles étant revenues au tems ordinaire, sa santé fut aussi bonne qu'auparavant.

Sans m'arrêter davantage à multiplier les différens exemples d'érésypeles, je finirai ce Chapitre, après avoir dit quelque chose du Phlegmon, ou inflammation ordinaire, qu'on peut aussi définir une affection contre nature de la peau, ou des parties placées au-dessous, accompagnée d'une rougeur plus vive que dans l'érésypele, de douleur, de chaleur, & d'une tention, & pulsation plus considérables. Si la tumeur est produite par le sang proprement dit, elle retient le nom de Phlegmon ; si ce fluide est mêlé avec d'autres humeurs, elle emprunte une épithéte mixte, comme Phlegmon Érésypelateux, &c.

Les indications curatives sont à peu près les mêmes que dans l'érésypele ; y ayant les mêmes précautions à prendre pour ne pas répercuter le phlegmon, lorsqu'il est près du cerveau, ou autres parties essentielles à la vie ; ou quand l'humeur paroît maligne, ou que la décharge en est critique.

La même diéte est nécessaire aussi, de même que la saignée, & les doux purgatifs.

Quant aux topiques, ils doivent différer selon les différens tems de l'inflammation. Ainsi les légers répercussifs conviennent dans le commencement, excepté dans les cas mentionnés ci-dessus ; les résolutifs doivent être mêlés avec les répercussifs, dans l'état & le déclin de la tumeur. On doit aussi remarquer que, généralement parlant, les derniers doivent excéder les premiers dans leur mélange, durant tout le cours de leur application.

Parmi le nombre des répercussifs simples, on place la racine de bistorte, de tormentille, les feüilles de cyprès, de myrthe, de plantain, les balaustes, les roses rouges, la semence de coing, l'acacia, le sang-dragon, le blanc d'œuf, le vin rouge, le vinaigre, l'alun, le bol, l'huile-rosat, celle d'airelle, la pierre hæmatite, le vinaigre-rosat, les sucs de joubarbe, de pourpier, de plantain ; dont le Médecin pourra choisir ceux qu'il trouvera les plus à propos.

Les résolutifs pourront être,
La racine de galanga, d'iris, les feüilles d'anet, d'aurone, & de rhue, les

fleurs de camomille, de melilot, & de fureau, les femences de carvi, & de cumin ; la gomme ammoniac, le bdellium, le fogapenum, le tacamahaca, les huiles d'anet, de nard, de rhue, de laurier, de camomille, &c.

Lorfque le phlegmon vient à fuppuration, il pénétre communément au-delà de la peau, & n'eft point proprement alors une maladie cutanée ; appartenant plutôt au traité des tumeurs & des ulcéres, où nous renvoyons le Lecteur pour une plus ample inftruction.

CHAPITRE VII.

De la Petite Vérole, & des éruptions cutanées qui arrivent dans les fiévres malignes.

APRE's la defcription & la méthode curative, (foit de l'efpéce *difcréte*, foit de la *confluente*) données avec tant d'exactitude de la Petite Vérole, par le judicieux Docteur *Sydenham*, nous nous croyons difpenfés de nous étendre beaucoup fur cette maladie, ne pouvant mieux faire que de renvoyer le Lecteur aux ouvrages de ce grand Praticien.

Elle est à la vérité de notre ressort, eu égard aux *exanthemes*, ou éruptions pustuleuses de la peau ; qui de quelque espéce ou nature qu'elles soient, ou sous quelque forme qu'elles paroissent, exigent très-peu, ou point d'applications locales, dont on ne doit même point absolument se servir, que les pustules de la Petite Vérole n'ayent passé par leurs différens états.

L'ingénieux M. *Drake* parle en ces termes de cette maladie (*a*).

» La Petite Vérole n'ayant sa source
» dans aucune constitution permanente
» & habituelle du corps, ou du climat,
» son période est renfermé dans le tems
» qui suffit pour chasser la matiere mor-
» bifique par les pores de la peau. La
» sérosité saline du sang, jettée, dans
» cette maladie en grande quantité, par
» une fiévre accidentelle, sur les glan-
» des cutanées, agit à peu près comme
» la matiere corrosive de la lépre des
» Arabes ; excoriant comme celle-ci la
» cuticule, & la surface de la peau :
» mais, ici lorsque le sang est suffisam-
» ment dépuré, & que l'habitude du

(*a*) *Anthropol. nova. vol. 1. Liv. I. ch. 3.*

» corps

» corps ne reçoit plus de sucs hétéro-
» génes, les puftules fe defféchent, &
» la peau recouvre par leur chûte fon
» premier état, excepté que les cica-
» trices, ou les veftiges de ces petits
» ulcéres, reftent généralement plus ou
» moins fenfibles. Cependant la matiere
» *varioleufe* fe trouvant quelquefois peu
» corrofive, & en petite quantité, laiffe
» des impreffions fi légeres, que la nou-
» velle cuticule qui s'engendre, fuffit
» pour les effacer. »

» Si par conféquent, continue-t-il, il
» plaifoit à quelqu'un d'appeller la petite
» Vérole une lépre critique paffagere,
» occafionnée par quelque caufe extra-
» ordinaire, je ne vois pas de raifon pour
» combattre cette idée ; car quoique le
« traitement foit & doive être différent,
» ce n'eft que parce qu'on a plus d'égard
» dans la lépre, à la caufe accidentelle
» interne, qu'aux fymptomes extérieurs,
» & qu'à leurs effets fur la peau. »

La grande conteftation, fi la petite Vérole étoit connue aux Anciens ou non,
paroît être enfin décidée pour l'affir-
mative, comme on peut le voir dans
Zacutus Lufitanus, & dans *Sennert*. En
effet, la chofe ne fçauroit guéres être
autrement, fi l'on confidére qu'on fup-

G

pofe généralement la caufe tranfmife de la mere à l'enfant, par le moyen du fang menftruel, & mife en action par quelque conftitution particuliére de l'air, l'irrégularité dans quelques - unes des chofes non - naturelles, ou peut - être par l'un & par l'autre.

La difpofition qui rend fujet à cette maladie, confifte, felon *Willis*, dans une certaine impureté du fang, contractée dans la matrice, par les premiers rudimens de la génération ; cette opinion, qui eft celle de la plûpart des Auteurs, ne paroît pas entiérement improbable ; car il s'engendre, difent-ils, un certain ferment dans la matrice, qui fe communiquant à la maffe du fang, anime ce fluide, & procure périodiquement l'excrétion de ce qu'il a de fuperflu ; mais au tems de la conception, lorfque les menftrues ceffent entiérement, beaucoup de ce ferment paffant dans l'embrion, fes particules, étrangéres au refte des humeurs du *fœtus*, fe mêlent & fe confondent avec la maffe fanguine de ce dernier ; où elles reftent quelquefois cachées pendant long-tems ; mais mifes en jeu, ou en mouvement par quelque caufe accidentelle, elles fermentent avec le fang ; d'où il réfulte d'abord une

ébullition, ou plutôt, comme parle *Sy-*
denham, une dépuration, d'où procédent les symptomes de la maladie.

Ceux qui niant toute espéce de ferment ne sçauroient acquiescer à cette
théorie, pourront trouver plus de sa-
tisfaction dans quelques hypothéses plus
récentes. Si ce que le sçavant *Charleton*
a avancé sur l'évacuation menstruelle ,
ne leur plaît pas non plus , ils peuvent
lire ce que l'ingénieux Docteur *Freind*
a écrit depuis sur ce sujet ; tandis que
nous suivrons un peu plus loin le même
Willis à l'égard de la rougeole. Cette
maladie a , dit-il , tant de rapport avec
la petite Vérole , que la plûpart des Auteurs en ont parlé dans le même Chapitre , & les ont traitées de la même maniére , quoique la différence de leur
nature , en doive mettre dans leur cure :
car les efflorescences de la rougeole ne
sont pas aussi élevées que celles de la
petite Vérole , & ne suppurent point
comme ces dernieres ; d'où la premiére
est plutôt terminée , & est communément moins dangereuse. Elle attaque
principalement les enfans , rarement les
adultes & les vieillards. Ceux aussi qui
ont eu la petite Vérole , ne sont pas
sujets à la rougeole : mais ces deux

maladies ont cela de commun, que le mal contracté dans la matrice, ne se développe qu’une fois dans l’une & dans l’autre, soit par quelque constitution maligne de l’air, soit par quelques excès commis dans le régime. Elles ont aussi souvent certaines marques de malignité, & deviennent fréquemment épidémiques avec une mortalité contagieuse.

Il paroît donc que la rougeole consiste dans des efflorescences plus légéres, occasionnées par l’action d’un ferment étranger, qui ne mettant que quelques particules du sang en mouvement, n’y produit qu’une chaleur & une coagulation modérées : d’où les éruptions se répandent doucement sur la peau, & se dissipent sans aucune rupture de cette partie, par la seule évaporation ; tandis qu’une plus grande agitation & coagulation du sang, produisent dans la petite Vérole, des boutons beaucoup plus gros, qui ne peuvent être terminés que par la suppuration.

Lorsque la petite Vérole précéde la rougeole, on est généralement exempt de cette derniére ; mais on ne l’est point de la premiére, quoique la rougeole l’ait devancée ; parce que celle-ci, quoi-

que confumant une partie du ferment ,
en laiffe encore affez pour difpofer à la
petite Vérole : d'où l'on obferve que
les adultes & les vieillards font moins
fujets à la rougeole , foit parce qu'ils
ont été délivrés de fa contagion par la
petite Vérole , foit qu'étant plus vigou-
reux que les enfans , ils réfiftent mieux
à fon infection.

L'Anatomifte déja cité (*Drake*) nous
a fait part d'une explication , qu'il croit
plus propre que celles qu'on avoit données auparavant , à réfoudre le problême, pourquoi la petite Vérole n'attaque
qu'une fois dans la vie. La voici dans
les termes de l'Auteur.

» On a agité jufqu'à préfent , avec
» peu de fuccès, pourquoi la petite Vé-
» role attaque rarement plus d'une fois
» dans le cours de la vie ; par confé-
» quent fi je ne réuffis pas mieux à ré-
» foudre cette queftion , que les autres
» l'ont fait avant moi , je n'en regarde-
» rai point le mauvais fuccès comme
» aucune perte de réputation ; mais je
» fouhaiterai fincérement que les autres
» foient plus heureux lorfqu'ils entre-
» prendront de réformer mon idée.

» Je crois donc que l'altération faite
» dans la peau par la petite Vérole , à

» quel âge qu'elle arrive, est la vérita-
» ble cause pourquoi cette maladie ne
» revient plus : car la diftention que les
» glandes & les pores de la peau fouf-
» frent alors, eft fi grande qu'à peine
» ces parties recouvrent plus affez leur
» *ton* pour pouvoir retenir de nouveau
» la matiére en affez grande quantité
» pour former les puftules ulcéreufes
» qui conftituent la petite Vérole ; & fi
» de plus la même difpofition fébrile
» furvenoit encore dans le fang ; cepen-
» dant les paffages de la peau étant plus
» libres & plus ouverts , la matiére ne
» s'y ramafferoit plus fuffifamment pour
» produire les éruptions *varioleufes*.

» En conféquence , nous obfervons gé-
» néralement que le vifage (qui eft com-
» munément la partie la plus remplie de
» puftules , à caufe du refferrement de
» fes pores , expofés continuellement à
» l'air) acquiert fouvent plus de dimen-
» fion dans ceux qui ont été fort mal-
» traités de la petite Vérole ; dimenfion
» qu'on doit , je crois , déduire de la
» dilatation des glandes & des pores de
» la peau , & non d'aucune augmenta-
» tion de la fubftance même de ces par-
» ties.

» Je fuis d'autant plus confirmé dans

» cette opinion, que les gardes, & ceux
» qui approchent le plus les personnes
» attaquées de la petite Vérole, ont
» souvent quelque légere indisposition ,
» avec deux ou trois pustules sur la
» peau, sans, ou avec les avant-coureurs
» de la même maladie. Or je crois que
» le mal ne s'étend pas plus loin, parce
» que la matiére trouve un passage libre
» par les pores cutanés. Cette idée s'ac-
» corde avec l'observation ; car on re-
» marque constamment que ceux qui
» ont la peau grossiére, & chez qui les
» pores se trouvent plus ouverts , sont
» plus favorablement traités de la petite
» Vérole ; qui laisse aussi toûjours la peau
» beaucoup plus rude qu'elle ne l'étoit
» avant son attaque.

» Ce qu'on a dit de cette maladie ,
» suffira pour résoudre les phénomenes
» de la rougeole, de la fiévre pourprée,
» & des inflammations érésypélateuses,
» qui ne différent qu'en dégré, ou par
» la maniére dont elles se montrent.

» Les effets des humeurs séreuses sa-
» lines qui produisent ces maladies, peu-
» vent aussi s'appliquer à la gale, & aux
» autres éruptions cutanées : mais ne
» nous proposant point de traiter ici de
» ces indispositions, nous laissons à nos

» Lecteurs à faire l'application, selon
» que l'occasion s'en présentera. »

Si nous examinons sans partialité cette hypothése, je ne vois pas qu'elle puisse satisfaire nos doutes sur cette matiére, ni expliquer dans l'idée de l'Auteur, pourquoi la même personne peut avoir deux fois l'érésypele, ou les éruptions de la fiévre pourprée dans la même partie ; ni enfin comment la gale, cette incommodité si commune, affligeroit de nouveau ceux qui en ont déja été attaqués ; puisque dans quelqu'une au moins de ces indispositions, il y a eu autant de distention dans les glandes & les pores de la peau, que dans la petite Vérole. D'ailleurs dans l'espéce bénigne de cette derniére où il arrive peu ou point de trouble dans le sang ; où les parties externes sont peu distendues, & leur *ton* à peine altéré à cause du petit nombre de pustules dispersées sur la surface du corps ; dans ce cas, dis-je, de telles éruptions ne semblent point pouvoir mettre obstacle au retour de cette maladie : retour très-rare cependant, si jamais il arrive.

Quant à la plus grande liberté & ouverture des pores de la peau après la petite Vérole, & par conséquent à leur plus grande difpofition à donner paſſage aux particules morbifiques, en cas que la même ébullition fébrile arrivât encore dans le fang; je ne crois pas que ceci s'accorde avec l'obfervation, puifque la maladie elle-même, fur-tout la plus mauvaife efpéce, eſt ſi propre à durcir la peau par les cicatrices, ou les coutures qu'elle y laiſſe fouvent; qu'au lieu de rendre fes pores plus fouples & plus ouverts, ils en deviennent plus denfes, & interdifent le paſſage aux humeurs qui viennent à fe loger au-deſſous.

Nous laiſſerons donc ce problême là où nous l'avons pris, avoüant notre ignorance fur le phénoméne : mais nous ne fçaurions croire qu'il n'y ait quelque chofe de plus eſſentiel dans la différence des maladies cutanées, que la fimple conformation des pores & des glandes de la peau ; car foit que ces parties fe trouvent plus lâches & plus ouvertes, ou plus compactes & plus ferrées, les particules féparées du fang par la fiévre de la petite Vérole, ne feront pas feulement différentes de celles qu'en féparera la fiévre de la rougeole, & la fiévre pourprée ; mais la différence caractériftique de ces maladies, paroîtra aussi sur les parties externes.

Nous avons déja remarqué que la petite Vérole & la Rougeole, ont été nommées par les *Grecs*, ἐξανθήματα, ou ἐκθύματα, *ab* ἐξανθεω, *effloresco;* noms sous lesquels ils comprennent aussi les autres efflorescences, ou éruptions cutanées. Les Auteurs Latins désignent ces deux premiéres incommodités par les termes de *Pustulæ*, *Papulæ*, & en dernier lieu, de *variolæ, quasi parvi vari;* ou selon d'autres, *quod cutem varient.* Ces noms ont été donnés indifféremment par quelques-uns à la rougeole & à la petite Vérole, jusqu'à ce qu'ensuite la premiére reçut celui de *Morbilli, quasi parvi morbi, vel parvorum morbi,* parce qu'elle attaque sur-tout les enfans. Voilà pour ce qui regarde la partie historique de ces deux maladies, où, comme nous l'avons déja remarqué, les applications externes peuvent faire beaucoup de mal, & fort peu de bien.

Pour préserver la face, certains la lavent, dit *Riviere (a)*, avec l'eau-rose, ou quelque autre plus astringente : mais je ne sçaurois approuver cette méthode, parce que la plus grande partie de la matiére *varioleuse* est chassée vers le vi-

(a) *Lib. 17. sect. 3. c. 2.*

fage, à caufe que la peau y eft fouple &
lâche, & plus propre par-là à recevoir
les impuretés féparées du fang : d'où fi
ces dernières étoient réforbées & retenues dans les vaiffeaux, elles caufe-
roient néceffairement des défordres
dans la machine, & peut-être fa def-
truction.

Je ferai remarquer auffi, dit le même
Auteur, que plufieurs enfeignent que
lorfque les puftules de la petite Vérole
font mûres, il faut les percer avec une
aiguille d'or ou d'argent, crainte que le
pus ne laiffât par un plus long féjour,
des cicatrices difformes fur la peau : mais
cette pratique n'eft plus en ufage, parce que l'expérience a appris que quand
les puftules font ainfi piquées, leur cure
& la chûte des croûtes en deviennent
plus lentes à caufe de la foibleffe de la
chaleur diminuée par la fortie de la matiére ; par où il refte des cicatrices beaucoup plus vilaines que fi on avoit laiffé
les puftules à elles-mêmes.

Quelque pernicieufe qu'on ait trouvé depuis cette pratique, elle a été recommandée par *Avicenne*, & la plus
grande partie des *Arabes*, qui, dès que
les puftules devenoient blanches, ordonnoient qu'on les piquât avec l'ai-

guille, comme on peut le lire dans *Mercurialis*, qui condamne cette méthode comme inutile, dangereuse, & fort incommode pour le malade, tourmenté déja alors de douleurs vives. Il est certain, comme tout le monde en convient aujourd'hui, que si l'on en vient à cette piquûre, on ne doit le faire que lorsque les boutons sont entiérement blancs ; parce qu'alors la suppuration étant faite, il n'y a plus à craindre de la troubler par cette manœuvre ; mais il vaut beaucoup mieux s'abstenir entiérement de cette ridicule opération, comme on le fait depuis longtemps parmi nous ; excepté dans des cas d'une malignité extraordinaire ; où au lieu des pustules ordinaires il survient des *Phlyctenes*, ou il s'en interpose dans leurs espaces, remplies d'une sanie corrosive & *virulente*, dont on doit procurer la sortie, dans la vûe de défendre les parties qui sont au-dessous, de la mortification occasionnée quelquefois par la nature maligne de cette humeur.

Mercurialis propose, lorsqu'elles ne viennent pas à une suppuration loüable, ou qu'elles ne mûrissent pas assez vîte, de les toucher avec un morceau de linge fin, ou de cotton trempé dans une dé-

coction de figues & de mauve, dont
l'application chaude foulage, dit-il, la
douleur, & hâte la fuppuration.

Fromanus (*a*) confeille, pour garantir
le vifage, d'expofer les pieds à la fumée
d'une décoction de quelques herbes é-
mollientes, dès que la petite Vérole
commence à paroître; ce qui opére, felon
lui, la révulfion de la matiére *varioleufe*
vers les parties inférieures : car les vaiffeaux des pieds & des jambes échauffés
& affouplis par cette vapeur, en feront
plus dilatés ; d'où recevant une plus
grande quantité de fang, il s'en portera
néceffairement moins vers le vifage.

D'autres, dit *Deleboé Sylvius* (*b*), ont
accoutumé, pour garantir le vifage d'u-
ne grande quantité de puftules, d'en détourner la matiére *varioleufe* vers les
pieds, en les plongeant dans du lait tiéde, lorfqu'on commence à appercevoir
la petite Vérole : ce qui a, à la vérité,
l'effet défiré ; mais non pas, dit-il, fans
un préjudice notable pour les pieds ;
qui remplis par-là de tubercules, font
attaqués de douleurs vives, & d'une
longue foibleffe.

Mais tous ces moyens de répercuter

(a) *Mifc. cur. an. 76. obf. 186.*
(b) *Append. Tract. I. cap. 9.*

l'humeur qui fe porte au vifage, par les aftringens froids, ou de l'attirer vers les pieds par la chaleur des vapeurs, ou des bains, font trop hazardeux pour les mettre en ufage ; non - feulement pour les raifons déja rapportées, mais parce que la dépuration du fang étant une fois commencée, & les particules nuifibles détachées de ce fluide, elles s'y rejetteroient vraifemblablement plutôt, (fi l'on en changeoit le cours,) qu'elles ne fe porteroient dans les parties qu'on auroit en vûe : d'où elles empêcheroient le grand ouvrage commencé, augmenteroient la fiévre, & la rendroient maligne & mortelle, tandis que fans cela elle feroit bénigne & accompagnée d'une crife falutaire.

Les exemples fatals de ces fortes de pratiques font fréquens. Il y a environ trois ans que pendant la petite Vérole de *Londres*, plus épidémique qu'à l'ordinaire, je vis une jeune Demoifelle attaquée de cette maladie, dont la mort fut occafionnée par un défenfif qu'elle portoit fur le vifage, en forme de mafque, dans la vue de conferver fa beauté : mais ce deffein, fi elle avoit furvécu, n'auroit eu que la trifte récompenfe de la perte des deux yeux, dont chaque prunelle fut couverte par une grande puſtule, tandis que la ſortie des autres étant empêchée dans le reſte du viſage par la froideur & la ſtipticité de l'application, la matiére ſe jetta ſur les viſcéres, & la Malade périt, malgré tous les ſecours employés pour ſa guériſon.

Borelli (a) rapporte qu'une belle femme dont la petite Vérole paroiſſoit devoir la défigurer beaucoup, déſirant ardemment d'avoir un reméde qui pût prévenir ou emporter les marques de cette maladie, un Médecin imprudent lui ordonna un certain cataplaſme froid qui ayant repouſſé les reſtes du mal ſur le cerveau, lui procura bientôt la mort au lieu de la beauté qu'elle en attendoit.

Fréderic Hoffman nous parle d'un homme qui prétendoit (prétention que je regarde comme la derniére folie) par une certaine poudre ſécrette qui ſuſpendoit l'efferveſcence des humeurs, pouvoir empêcher ſans aucun danger pour la ſanté, la ſortie de la petite Vérole, quoique ſes taches euſſent déja commencé à paroître. On ne nous dit pas ſi ceci étoit effectué en réconciliant de nouveau avec la maſſe du ſang, les

(a) *Cent. I. Obſ. 64.*

particules, sur le point d'en être séparées ; ou en leur préparant d'autres
voies : mais la chose n'est certainement
pas digne de notre attention.

Nous pensons donc avec le fameux
Sydenham, que le plus sûr moyen est de
n'user d'aucune application sur le visage;
parce que les huiles , les linimens , &c.
ne font que retarder la chûte des croûtes qui tombent assez d'elles - mêmes ,
quand le Malade commence à être
mieux ; & cela avec bien moins de danger de laisser de vilaines cicatrices chez
ceux qui n'ont eu recours qu'à un régime convenable ; parce que les pustules
n'étant point irritées par-là , font moins
sujettes à contracter quelque qualité
caustique.

Ceux qui , après la chûte parfaite des
croûtes, voudront se servir de quelque
reméde pour adoucir la peau, & recou-
vrer leur teint, peuvent employer les
cosmétiques suivans.

Riviere recommande l'huile d'œuf, de
même que l'eau de millefleurs , *seu è ster-
core vaccino* ; dont on doit se laver le visage , & l'oindre ensuite de graisse hu-
maine.

Forestus loüe beaucoup l'onguent suivant :

Prenez des huiles d'amandes douces & de lys blanc, de chacun, ℥j. de la graisse de chapon, ʒiij. des poudres de racine de pivoine, d'iris de Florence, & de litarge d'or, de chacune, ℈ß. du sucre candi, ℈j. Mêlez bien ces matiéres dans un mortier chaud, exprimez-les ensuite à travers un linge, & oignez-en le visage soir & matin : lavez-la ensuite avec l'eau distillée de pieds de veau, ou celle de millefleurs.

CE'RAT BLANC DE *BATE.*

Prenez de la cire bien blanche, ℥ij. de l'huile d'amandes améres, ℥iij. du blanc de baleine, ℥ß. de la céruse lavée dans l'eau rose, ʒvj, du camphre, ʒij. mêlés selon l'art.

Eau de Beauté du même Auteur.

Prenez de l'eau de menthe, ℔j. du sel bien pur, ʒiß. Cuisez & écumez, pour une lotion.

Je me sers généralement du liniment suivant, donné par le même Auteur.

Prenez de l'huile d'amandes douces, ℥j. du blanc de baleine. ʒiß. de l'huile de bois de roses. ij. gouttes, mêlés pour un liniment.

Le Lecteur trouvera d'autres formules pour le même but dans le quatriéme chapitre de la seconde Partie de ce Traité

Les éruptions de toute espéce qui surviennent dans les fiévres malignes, ne peuvent être regardées que comme des affections sécondaires de la peau, qui étant occasionnées par les particules pestilentielles séparées de la masse du sang par l'effervescence fébrile, & poussées dans les glandes cutanées ; n'exigent aucun topique, ni d'autre méthode curative que celle qui convient aux fiévres, dont ces éruptions sont symptômes. Nous renvoyons donc le Lecteur pour ce qui regarde ces accidens, aux Auteurs qui ont particuliérement traité des fiévres pestilentielles & pourprées, nous contentant de détailler briévement ici les signes, par où l'on peut distinguer les *Petechiæ*, des autres taches de la peau.

1°. Elles différent des tubercules par leur surface platte & égale, qui ne s'éléve jamais au-dessus de celle de la peau. 2°. Des autres marques égales & unies, comme les taches de rousseurs & semblables, par la fiévre qui les a produites, n'étant d'ailleurs longues ni étendues, mais rondes comme les morsures des puces, dont on diftingue auffi les *Pete-chiæ* par le point qu'on trouve toûjours dans le milieu de celles-là, & qui n'eft autre chofe que le veftige laiffé par la trompe de ces infectes : veftige qui refte malgré la compreffion, quoique la rougeur environnante difparoiffe pour un inftant. 3°. Les taches qui furviennent dans les fiévres, s'obfervent généralement aux bras, aux cuiffes, à la poitrine & au dos, rarement ou jamais au vifage (a).

(a) L'Auteur voulant nous donner enfuite une idée de la nature & de la production des taches (*Petechiæ*) qui furviennent à la peau dans les fiévres malignes, fe contente de nous rapporter ce que *Willis* & *Simon Pauli* ont écrit fur cette matiére : mais comme leur fentiment ne feroit que nous rappeller l'idée vulgaire de venin & de malignité, dont les grands Praticiens modernes fe font déprévenus ; j'ai cru que le Lecteur feroit plus fatisfait de la théorie fimple & méchanique qui réduit la formation de ces taches au feul engorgement des extrémités des arteres lymphatiques de la peau, qui trop dilatées par l'effort du fang pouffé de ce côté par l'efferveſcence fébrile, reçoivent quelques globules fanguins dont le mélange plus ou moins grand avec la lymphe, forme des taches fur la peau d'un rouge plus ou moins clair ; jaunes, livides, &c. Enfin ces mêmes globules venant à fe corrompre par un trop long féjour dans les vaiſfeaux cutanés, ceux-ci fe gangrénent, & les taches deviennent noires, ou autant de points mortifiés.

Consultez pour les rousseurs & les éruptions pustuleuses le quatriéme chapitre de la seconde Partie de ce Traité.

CHAPITRE VIII.

Du Charbon & du Cancer.

NOus plaçons ces deux maladies ensemble, non pas tant à cause de leur affinité, quoiqu'elles paroissent l'une & l'autre participer du plus haut dégré de corrosion, que par la raison qu'elles ne sont pas si proprement des affections de la peau, que plusieurs dont nous avons déja traité, & quelques autres dont nous traiterons ci-après : car il est rare que ces deux incommodités attaquent la peau sans se communiquer aux autres membranes & aux parties musculeuses. Nous en allons parler en peu de mots.

Le *Charbon*, en Grec, ἄνθραξ ainsi appellé de sa chaleur brûlante, est le produit des siévres pestilentielles & de la peste même.

On le définit une tumeur brûlante, survenant dans différentes parties du corps, accompagnée tout autour de pu-

ſtules corroſives, brûlantes & extrêmement douloureuſes. Un des ſignes *Pa-
thognomoniques* du Charbon eſt qu'il ne
ſuppure jamais, mais s'étend toûjours,
& ronge la peau & la chair, où il produit une eſpéce d'eſcarre, comme celle
qui ſeroit faite par un cauſtique; laquelle
laiſſe par ſa chûte, un ulcére profond.
On attribue la cauſe de cette tumeur à
un certain acide malin & extrêmement
corroſif, qui coagule incontinent toutes les particules du ſang qu'il ſaiſit; leſ-
quelles jettées enſuite comme nuiſibles
à la ſuperficie de la peau, détruiſent la
texture de ſes parties, preſque de la même maniére que feroit l'application du
ſublimé corroſif; par où les eſprits étant
détruits, & la chaleur naturelle des mêmes parties éteinte, il n'eſt pas ſurprenant qu'il ne ſe faſſe aucune ſuppura-
tion.

Le Charbon n'eſt jamais ſans danger:
mais celui-ci eſt plus ou moins grand ſelon l'étendue de la tumeur, ou ſelon
qu'elle eſt plus ou moins livide, noire,
rougeâtre ou enflammée; enfin ſuivant
les parties affectées, leur uſage & leur
nobleſſe: mais le plus grand danger
vient de la répercuſſion du venin dans
le ſang.

Quant à la cure il y a eu de grandes difputes parmi les Anciens & les Modernes fur la faignée & la purgation dans le Charbon & les autres maladies peftilentielles : enforte que depuis que le Vulgaire a placé la mort dans l'un & l'autre de ces remédes, les Médecins en font peut-être devenus plus réfervés, & ont tâché de déraciner le *virus* de la maladie par les antidotes convenables ; auffi voit-on qu'ils infiftent généralement aujourd'hui fur les fudorifiques, & qu'ils s'attachent en même tems à défendre de l'infection le cœur & les efprits, par les cordiaux appropriés, & à aider le tranfport de la matiére *morbifique* vers la peau. On fe fert communément dans la même vûe des topiques les plus forts, tel que celui-ci de *Spigelius*, regardé comme un fécret, & que M. *Wifeman* a auffi adopté.

Prenez du fel commun, ʒſ. du poivre, ʒj. des fleurs de rhue vertes, une poignée ; du vieux levain, ʒj. & iij. figues graffes. Pilez & mêlez ces matiéres, renouvellant deux fois par jour l'application de ce reméde.

Scultet ordonne le fuivant fous le nom d'onguent jaune.

Prenez du suc des feuilles vertes de tabac ,
ʒvj. de la cire jaûne récente, Ʒiv. de la ré-
sine de pin , Ʒiij. de la térébenthine , Ʒij.
dont vous ferez un onguent avec la quan-
tité suffisante d'huile de myrthe.

Si le Charbon résistant à ces remédes ,
la corruption & la noirceur s'étendent
encore , le cautére actuel est sans contredit le meilleur moyen pour arrêter le
progrès du mal , & résister à sa malignité contagieuse. Mais après avoir brûlé jusqu'au vif, il faut hâter la chûte de
l'escarre , soit en l'emportant , ou en la
scarifiant profondément , crainte qu'elle
ne retienne le venin en dedans : on applique ensuite les remédes détersifs , &
ceux qui résistent à la putréfaction.

Fabrice Hildan recommande cet autre
onguent :

Prenez de la farine d'ers , des racines d'a-
ristoloche ronde , d'iris de Florence &
de dompte-venin, pulvérisées , de chacune
Ʒſ. de la thériaque , Ʒij. faites-en un on-
guent avec la quantité suffisante de miel
rosat.

Barbete prescrit le suivant pour hâter la
suppuration :

Prenez de la vieille thériaque & du mithri-

date, de chacun, ℥ß. du levain & de la térébenthine, de chacun, ℥ij. de miel rosat, ℥iß. du beurre frais, ℥ij. du vitriol blanc, ℥j. de la suïe de cheminée, ℥iß. du savon noir, ℥iij. du safran, ℥ij. & iij. jaunes d'œuf, mêlés pour un cataplasme.

Le beurre d'antimoine appliqué tout autour de la tumeur est un autre excellent reméde pour arrêter la malignité. Dès qu'elle a été réprimée; *Silvius* conseille le baume de soufre anisé, ou térébenthiné, mêlés avec l'onguent *Ægyptiac* pour déterger la partie. Après quoi le même baume ajoûté aux digestifs ordinaires, finira la cure.

Riviere rapporte le cas suivant (a).

Appellé, dit-il, pour voir un enfant de quatre ans, attaqué au front depuis trois jours, d'une tumeur inflammatoire, noire au milieu, & accompagnée de la bouffisûre de tout le visage ; je fis d'abord appliquer un caustique sur l'endroit noir, & ensuite l'onguent *Basilicum* mêlé avec la thériaque, l'huile de Scorpion de *Mathiole*, & un jaune d'œuf, sur l'escarre ; enfin un cataplasme de feuilles de plantain sur toute la tumeur. Outre la saignée réïtérée & les cor-

(a) *Cent. 4. Obs. 9.*

diaux,

diaux, je fis appliquer, continue-t-il, un véficatoire à la nuque : je trouvai le lendemain la fiévre & l'inflammation fort diminuées, & tous les fymptômes modérés. Il eft à obferver que le véficatoire en attirant une grande partie des humeurs *virulentes*, a opéré, felon toute apparence, la plus grande partie de la cure.

Borelli défend de dormir, crainte que le poifon fe gliffe plutôt vers le cœur ; ce que *Platerus* combat, difant qu'il eft inutile de priver le Malade du repos naturel, pour l'affoiblir & le tourmenter encore davantage.

Le Charbon, dit *Cloffæus* dans fa Lettre à *Grégoire Horftius*, ne fe diftingue point de la gangréne par le fentiment de la partie (étant perdu dans l'un & dans l'autre) mais par les fcarifications qu'on fait à la tumeur : car fi en incifant profondément la chair, elle paroît noire, & s'il n'en fort ni fanie, ni corruption, mais qu'elle refte féche & dure intérieurement, c'eft le Charbon, qu'il faut traiter en l'entourant des remédes convenables, ou le cernant tout autour avec un biftouri. La gangréne demande une cure un peu différente, parce qu'il arrive fouvent dans celle-ci

H

que la partie eſt rétablie dans ſon premier état par l'application des topiques, aſſez forts pour détruire la putréfaction commençante.

Il y a pluſieurs autres tumeurs de l'eſpéce peſtilentielle, telles que le *Phyge-
thon*, le *Bubon* & les *Parotides*, tant malignes que bénignes; mais celles-ci ayant
leur ſiége dans les glandes plutôt que
dans la peau, je me contenterai de remarquer qu'elles paroiſſent être toutes
engendrées par les mêmes *Miaſmes* vénéneux & peſtilentiels, introduits dans
le ſang.

Le Cancer eſt une maladie féroce &
intraitable qui attaque à peine jamais la
peau, comme nous l'avons déja remarqué, ſans ſaiſir les parties muſculeuſes
& glanduleuſes des environs ; nous ſe-
rons courts ſur cet article.

Il tire ſon nom du mot grec Καρκίνος,
à cauſe, ſelon quelques-uns, de la reſ-
ſemblance de ſes veines aux pattes d'une
Ecreviſſe, *Cancer* en latin: ou plutôt,
ſuivant d'autres, *Quod ſicut Cancri, animalia ſunt aſpera, & ſuis chelis quæ ap-
prehendunt, firmiter ſtringunt: pariter &
Cancer morbus ægrè tractabilis exiſtit, atque
ubi ſemel in parte aliquâ corporis, radices
egerit, difficulter inde evelli, tollique poteſt,*

sed seu clavo quodam firmatus esse videtur.

Lorsque cette maladie semblable à un petit tubercule rond, terminé en pointe, attaque les parties du visage, comme le menton, ou selon *Sennert*, les joües & le nez ; & qu'il est aigri par les applications les plus douces, on le nomme *Noli me tangere*. M. *Wiseman* dit en avoir vû un de cette espéce sur le bras : Le Lecteur peut en voir le détail dans les Observations-pratiques de cet Auteur, que je regarderai, quoi qu'en disent plusieurs Critiques, comme le meilleur Traité de Chirurgie qui ait encore paru en Langue Angloise, jusqu'à ce que quelques Messieurs de la Profession suppléent aux défauts qu'on a repris dans cet Ouvrage.

Si le Cancer attaque les cuisses, ou les jambes, on l'appelle Loupe, ou *Lupus* ; à cause, selon quelques-uns, de sa nature vorace, & de ce que sa fureur, comme celle de cet animal féroce, n'est assouvie que par la chair.

Ingrassias se mocque, (& qui pourroit ne pas le faire ?) des folies répandues de son tems, & confirmées par l'histoire de *Mauritius Cordæus* (a), concernant une Dame, qui ayant consulté

(a) *Com. 7. in lib. 1. de Morb. mul. Hipp.*

en vain les Médecins François, Italiens, Espagnols & Allemands fur un Cancer qu'elle avoit au côté droit du vifage, en fut guérie par un Barbier, qui lui fit appliquer fur la partie, la chair de jeunes poulets, coupée par tranches, & renouvellée fouvent.

Quant à la cure du véritable Cancer, je n'en connois point d'autre que la palliative, nonobftant les vanteries des uns, & les trompeufes, mais folles prétentions des autres.

Cette cure confifte fur-tout à tenir, autant qu'il eft poffible, la partie nette & défendue contre la corrofion, par des topiques doux & fimples, tels que le *Pompholyx*, l'eau de plantain, celle de fray de grenoüille, avec le fucre de Saturne, &c. ayant recours aux anodins dans l'occafion : fans ces derniers le Malade trouve peu de repos.

Ceux dont les Cancers ne font point ulcérés, doivent obferver que rien n'irrite, ne comprime, ou n'offenfe la partie : enfin ils doivent éviter toute application externe, & être en garde, s'ils ont à cœur leur repos, contre les vaines promeffes des Empiriques & des Charlatans ; qui de ma connoiffance ont hâté miférablement les jours d'une infinité de perſonnes, qui ſans cela auroient pû prolonger leur vie, & réſiſter beaucoup plus long-tems à cette maladie, réellement incurable ; autant du moins que mes connoiſſances peuvent s'étendre en Chirurgie.

CHAPITRE IX.

De quelques autres Eruptions appartenant plus particuliérement à la Peau.

LE deſſein de cet Ouvrage étant de traiter principalement des Maladies, où la peau eſt plus particuliérement affectée, nous avons paſſé ſous ſilence pluſieurs tumeurs, comme les glanduleuſes, les *enkiſtées* & les abſcès, dont le ſiége ſe trouve plus bas que les tégumens externes : il nous reſte cependant à parler de deux ou trois autres, je veux dire le furoncle, l'épyniɛtis & le terminthe.

Le furoncle ou clou, en grec δοϑιὴν, eſt placé parmi les tumeurs inflammatoires, & décrit par *Celſe*, comme un tubercule pointu, accompagné de rougeur & d'une douleur violente, lorfque la fuppuration fe forme.

On dit cette tumeur produite par un fang corrompu & extravafé, qui fuppurant ordinairement dans fept ou huit jours, eft fouvent guérie après la décharge de la matiére, avec peu de fecours de la part de la Chirurgie ; fa groffeur arrivée à fon état eft communément celle d'un œuf de pigeon. Le clou différe du Charbon en ce que ce dernier refte dur & noir, femblable à une croûte formée dans la chair, tandis que l'autre s'éléve en cône, s'enflamme & fuppure.

Il y a deux efpéces de furoncles, un doux & benin, affectant uniquement la peau ; l'autre malin, pénétrant plus profondément dans la chair, & participant de quelque infection ; d'où l'on doit former le prognoftic.

La cure du furoncle ordinaire confifte à favorifer & à avancer la fuppuration, ce qui s'effectue par les maturatifs ordinaires, comme les figues & la racine de lys blanc, boüillis dans le lait jufqu'à la confiftence de cataplafme ; ou felon *Sennert*,

Prenez de la farine de lin, & de la poudre

de racine de guimauve, de chacune, ℥ß. des raisins secs, ℥j. & iv. figues grasses que vous ferez cuire pour un cataplasme, où vous ajoûterez ℥ij. de beurre frais.

Si la douleur est violente :

Prenez de la racine de lys blanc, ℥j. des feuilles de mauve & de violette, de chacune, une poignée. Faites-les cuire jusqu'à pourriture ; ajoûtez à la pulpe passée par le tamis, des farines d'orge, de froment, de la graine de lin, de la graisse de poule, & du beurre frais, de chacun, ℥ß. & deux jaunes d'œuf.

Le peuple applique sur la tumeur, de la cire de Cordonnier ; mais l'emplâtre de mélilot & le *Basilicum*, employés par d'autres, sont préférables à cette application dangereuse. Ces derniers remédes produisent la suppuration, & souvent la cicatrice de la tumeur. Après l'évacuation de la matiére, le topique suivant, tiré aussi de *Sennert* finira la cure.

Prenez du suc d'ache ℥ß. de la farine d'orge ℥ij. de l'encens ℥iß. de la térébenthine ℥j. un jaune d'œuf, & ce qu'il faut de miel pour un digestif.

Un Ecclésiastique fort sujet dans le printems, à des éruptions cutanées, oc-

casionnées par une nourriture abondante & le défaut d'exercice, fut attaqué,
au lieu de ses pustules ordinaires, d'une
grosse tumeur sur l'épaule, accompagnée
de dureté, d'inflammation & de fiévre :
le Malade épouvanté par un prétendu
Chirurgien qui le taxa d'un véritable
Charbon, m'envoya chercher : je tâchai de le détromper, & lui promis un
heureux succès dans peu de jours, attendu que cette tumeur n'étoit que le
supplément du grand nombre de petites
pustules, ausquelles il avoit accoutumé
d'être exposé environ la même saison.

J'ordonnai d'abord un lavement, eu
égard à la fiévre & à la constipation : il
fut saigné le même jour, & je hâtai la
suppuration, à laquelle la tumeur ten-
doit, par un cataplasme fait avec la racine
de lys blanc, les figues & la graine de
lin, cuits dans le lait.

Ce furoncle qui étoit le plus grand
que j'eusse encore vû, auroit pû passer
dans un tems d'infection, pour une tumeur maligne ou pestilentielle. Lorsque j'apperçus la suppuration faite, j'ouvris le clou avec une lancette ; il fournit une quantité considérable de pus
bien formé : mais deux ou trois jours
après je trouvai au-dessous des lévres

de la plaie', dans toute l'étendue de la tumeur, un gros caillot endurci ; je fus obligé, pour le découvrir, de dilater en haut & en bas. Je remplis ensuite l'ulcére de précipité rouge, & j'appliquai par-dessus un plumaceau chargé de *Basilicum*, avec les contentifs convenables: cet appareil que j'ôtai deux jours après, entraîna avec lui la moitié du caillot. Je continuai le même panfement jusqu'à la mondification de l'ulcére , dont j'aidai aussi l'incarnation avec un mélange des mêmes Bafilicum & précipité ; & je terminai la cicatrice avec mon cérat de pierre calaminaire. Je penfe qu'il feroit inutile de rapporter d'autres exemples.

L'*Epynictis* est ainsi appellé de ὅτι νύκτωρ ἐγύετο, parce que, felon *Galien*, *Celfe*, *Paulus* & *Ætius*, cette incommodité naît dans la nuit. Les Anciens la placent communément parmi les Eruptions de la peau. *Celfe* la décrit comme une mauvaife puftule de la groffeur d'une petite fêve, d'une couleur livide ou noirâtre, tourmentant plutôt que naiffant dans la nuit ; d'où lui vient fon nom. Elle fournit, quand elle eft ouverte, une fanie fanguinolente , & fe guérit avec les digeftifs & les épulotiques ordinaires.

H v

Le *Terminthe* est ainsi appellé, selon *Hoffman*, de sa ressemblance au fruit du térébinthe : d'autres le dérivent avec plus de raison de ἐρέβινθος *Cicer*, parce que ces petits tubercules ressemblent un peu aux pois chiches. Ce sont des petites pustules noirâtres, qui, après leur mondification, se desséchent aisément.

La cure peut en être la même que celle de l'*Epynictis*, ou du furoncle : quoique le *Terminthe* & l'Epynictis sont souvent traités sans d'autre Chirurgie, que les onguents des femmelettes, ou l'emplâtre de mélilot.

M. *Wiseman* place le siége ordinaire de ces deux espéces de pustules cutanées, dans les bras & dans les cuisses : mais il me souvient de les avoir vûes très-souvent dans les endroits recouverts par les bords & le col de la chemise, la ceinture des culottes, & au-dessus du genou, sur l'endroit où l'on place la jarretiére.

CHAPITRE X.

Des Transpirations sensible & insensible, & de leurs Vices.

1°. IL est démontré par les dissections anatomiques & les microscopes, que le corps humain, cette admirable & divine machine, est composé de vaisseaux dont quelques-uns sont extrêmement petits & déliés.

2°. La transsudation du sang qui se fait à travers la surface des os, en raclant sur leur superficie, dans les corps vivans, démontre qu'il n'y a point de partie dans ces derniers, impénétrable même à cette liqueur.

3°. Les vapeurs qui s'exhalent de toutes les parties du corps, & qui paroissent souvent sensibles, en forme de rosée, sur sa surface, prouvent qu'il transpire par-tout.

Nous avons parlé dans notre Introduction, de la composition de la Peau, de ses papilles pyramidales, de ses glandes, des vaisseaux de la sueur, ou conduits excrétoires, qui partent de ces derniéres; des cheveux qui naissent latérale-

H vj

ment de ces mêmes vaisseaux ; enfin du
lacis ou réseau composé d'artéres , de
veines , de nerfs & de tuyaux lymphatiques. Outre toutes ces parties , il y a
dans la peau une infinité de pores dont
nous ne sçaurions mieux décrire le curieux méchanisme que feu M. *Grew* ne l'a
déja fait devant la Société Royale , en
ces termes :

Par pores , dit ce Sçavant , les Médecins entendent certains espaces méa-
bles pratiqués , dans toute l'étendue de
la peau , dont il n'y a pas plus à dou-
ter que de la réalité de la sueur , ou de
la transpiration. Ces pores sont très-re-
marquables aux mains & aux pieds : car
si l'on examine avec un microscope ordinaire la paûme de la main bien lavée,
on apperçoit des petites raies sans nombre , de grandeur & de distance égales ,
par-tout paralleles , & particuliérement
sur les bouts & les premiéres articulations des doigts, & près de la racine du
pouce , un peu au-dessus du poignet.
Toutes parties où ces raies sont très-ré-
guliérement disposées en triangles sphé-
riques & en ellipses. Les pores qui y
sont placés en rangées égales , y sont
assez grands pour être apperçus même
sans microscope. Si on les examine avec

Cet inftrument, ils paroiffent comme autant de petites fontaines formées par la
matiére de la fueur , auffi claire que
l'eau de roche , & dont on les voit fe
remplir de nouveau , dès qu'on en exprime cette liqueur.

L'intention de la Nature dans la po-
fition de ces raies , a été de les accom-
moder à l'ufage & au mouvement de la
main : celles du côté inférieur de chaque triangle jufqu'à la flexion des doigts,
& celles des autres deux côtés , & des
ellipfes jufqu'aux bouts des doigts , font
difpofées de maniére que la preffion des
corps les fait céder à droit ou à gauche.
De plus, les pores font placés fur ces
raies , & non dans les fillons qui fe trouvent entr'elles , afin que leur ftructure
en foit plus ferme, & qu'ils foient moins
expofés à être offenfés par la compreffion. Au moyen de cette Méchanique
les feuls fillons font dilatés ou contrac-
tés , & les raies & les pores fe maintien-
nent dans leur état. Ces derniers font
auffi fort grands dans ces parties , afin
d'en être mieux confervés : quoique la
peau ne foit jamais affez comprimée ou
condenfée par le travail, ou le conftant
ufage des mains pour en effacer les pores. Ceux des pieds fe confervent auffi

malgré la compreſſion de la peau de ces derniers, occaſionnée par le poids de tout le corps.

Ces pores toujours ouverts fourniſſent un paſſage très-convenable pour la décharge des particules tranſpirables & nuiſibles du ſang, portées abondamment dans les mains & dans les pieds, par le mouvement continuel de ces parties : de-là, la chaleur preſque continuelle que pluſieurs hypocondriaques, & femmes hyſtériques, ſentent dans les paümes des mains, & les plantes des pieds ; & non ſur le dos de celles-là, ni ſur le deſſus de ceux-ci ; parce que ces parties ne ſe trouvant point munies de la même eſpéce de pores, reçoivent moins abondamment les particules de la tranſpiration.

Si la même adreſſe & la même diſpoſition ne s’obſervent point à l’égard des pores du reſte de la peau, c’eſt parce qu’étant moins expoſés à la compreſſion dans la ſurface du corps, le même arrangement & le même ordre leur étoient inutiles.

Après la deſcription de ces pores, & la courte expoſition de leur uſage, qui eſt de rafraîchir le ſang, de donner iſſue à ſes parties *fuligineuſes*, & aux vapeurs de la peau, nous en venons à quelques-uns des avantages qui en réfultent.

Le corps tranfpire continuellement, quoique d'une maniére infenfible, par le moyen de ces pores; ce fait eft démontré par les expériences de *Sanctorius*, qui font voir que l'infenfible tranfpiration furpaffe du double (*a*) toutes les évacuations fenfibles mifes enfemble; ou que nous perdons une fois plus par ces petites ouvertures de la peau, que nous ne faifons par les felles, les urines, le crachement, &c. M. *Wainewright* obferve (*b*) que cette évacuation infenfible eft en particulier à celle qui fe fait par les felles, comme 40 à 4, ou ce qui eft la même chofe, que celle-là eft dix fois plus grande que cette derniere.

A préfent lorfque le tiffu du fang n'a fubi aucune altération par le mélange des particules hétérogenes, & que les pores font en même tems bien conftitués, la tranfpiration infenfible eft continuée avec régularité; & le bon ordre

_____

(*a*) C'eft-à-dire en Angleterre; car l'infenfible tranfpiration eft dans l'air de *Padoue*, aux autres évacuations, comme 5 à 3.

(*a*) Defcrip-Méchaniq. des chofes non-naturelles.

confervé dans toute l'œconomie animale : mais fi d'un côté le lien du fang
eft rompu, fon baume détruit, & toutes fes parties mifes en défordre, les particules aqueufes paffent ou par les reins,
comme dans le *diabetes*, ou par les pores
cutanés, comme il arrive dans les fueurs
abondantes de quelques pthifiques,
ou autres perfonnes mal conftituées,
de même que par l'ufage de quelque
diaphorétique : de l'autre côté la com-
binaifon trop ferrée des fels & des foufres, la lenteur générale des fluides, ou
leur vifcofité, diminuent beaucoup la
tranfpiration.

De plus, l'obftruction ou le refferrement des pores de la peau par l'air extérieur (fur-tout lorfque le corps, auparavant échauffé, eft fubitement expofé à ce fluide) retenant intérieurement les particules féreufes, diffipées
ci-devant par les paffages cutanés, occafionne dans le fang une effervefcence
inteftine, jufqu'à ce que ces mêmes
particules venant à fe faire jour par les
reins, ou par les glandes du nez, ou de
la trachée-artere, elles font évacuées
par les urines, ou par la voie de cater-
re : fans cette évacuation, l'émotion
fébrile fe foutient très-fouvent jufqu'au

risque de la vie même : sur quoi je remarquerai que comme les fiévres sont, selon le judicieux *Sydenham*, les deux tiers des maladies des hommes ; de même les deux tiers des fiévres peuvent avoir très - probablement leur source dans la transpiration supprimée.

Les effets du froid contracté par le corps, sont ainsi expliqués par le Docteur *Willis* dans sa Description des fiévres.

Lorsque, dit-il, la transpiration est arrêtée par le resserrement des pores, occasionné par l'air froid, le sang acquiert plus de chaleur à raison des vapeurs & des sérosités retenues, dont une grande quantité se portant sur les glandes du *Larynx*, par les artéres qui s'y terminent, attire généralement un caterre suffocant : car cette incommodité, non plus que la toux, qui l'accompagne communément avec un crachement abondant, ne viennent point de la chûte de l'humeur aqueuse de la tête sur le gosier & le poûmon ; mais de son abord plus considérable par les artéres de ce viscére, &c. dans les glandes du larynx, & les autres parties de la poitrine : ainsi déposée sur les muscles de la trachée-artere, elle produit l'an-

gine, fur la *pleure*, la pleurifie, fur les membranes des mufcles, le *Rhumatifme*.

Le Lecteur peut confulter la Médecine ftatique de *Sanctorius*, & l'hiftoire des chofes non-naturelles par *Wainewright*, touchant ce qui regarde les propriétés & les effets de l'air fur les pores cutanés, & la furface externe de nos corps. Ce que nous avons dit étant fuffifant pour la tranfpiration infenfible, nous obferverons que celle que nous nommons fenfible, qui n'eft autre chofe que la fueur, dépend plutôt, dans les cas de maladies, du tiffû vicié ou de la *colliquation* du fang, que de la trop grande ouverture des pores de la peau; & que pour remédier à cet accident, il faut avoir principalement égard aux maladies qui l'ont occafionné. Ainfi dans le fcorbut, la pthifie, &c. on doit s'attacher fur-tout à corriger la conftitution particuliere des humeurs, avant de faire attention à la peau, ou à fes pores.

Par exemple, fi la férofité eft furabondante, les hydagogues pourront être employés dans la vûe de la détourner des pores de la peau, & de l'évacuer par des paffages plus convenables. *Sylvius* parle d'une perfonne qu'il guérit par l'ufage d'un demi-gros de crême de tartre, avec autant de poudre de jalap.

Les fueurs immoderées, dit le même Auteur, (a) font diminuées en tenant le malade légérement couvert & vêtu ; en évitant tous les fels volatils ou acides fpiritueux, comme le vinaigre, en lui faifant prendre des fubftances abforbantes, comme la craie, le corail, &c. ou l'électuaire fuivant avec lequel il dit avoir guéri plufieurs perfonnes, fort exténuées par des fueurs exceffives dans une fiévre épidémique.

Prenez de la conferve de rofes ℥ij. de la confection d'hyacinthe ℨj. du diafcordium ℨij. du corail rouge préparé ℥ij. du fyrop de myrthe ce qu'il en faut pour un électuaire, dont le malade prendra de la groffeur d'une noix-mufcade deux ou trois fois par jour.

Dans les fueurs des confomptifs & des fcorbutiques, toute l'attention du Médecin doit fe tourner, dit *Willis*, du côté des maladies dont ces fueurs font fymptôme. Quant à la diéte, le lait, les crêmes d'orge, d'avoine, & femblables, offrent de bons fecours fi rien ne s'oppofe à leur ufage. Les principa-

(a) *Sylvius prax. med. lib. I. chap. 58.*

les indications curatives se réduisent dans ces cas, 1°. à corriger la *masse* du sang. 2°. A resserrer modérement les pores cutanés trop ouverts. 3°. A déterminer la sérosité, & les excrémens aqueux vers les reins. Le premier s'exécute par les substances, qui détruisent les sels acides prédominans dans le sang; & par celles qui augmentent ou développent les parties sulphureuses, si elles manquent. Dans cette vûe, les anti-scorbutiques, les martiaux, & les remédes doüés d'un sel volatil nitreux & alkalin, conviennent. La seconde indication est ordinairement remplie par les seules applications externes ; la troisiéme, par les diurétiques convenables. Voyez sur tous ces articles la *Pharmacie raisonnée* du même Auteur.

Hoffman parle d'un vieillard sujet à des sueurs continuelles, qui emportoient toute sa nourriture par les pores de la peau. Cette incommodité de trois mois, dont il impute la cause à la surabondance des sérosités, jointe à une disposition scorbutique, fut guérie par cet Auteur avec la poudre d'yvoire préparée sans feu, les émulsions faites avec les semences froides dans les eaux de chicorée & de buglosse; & la poudre

Me jalap avec le cryſtal de tartre, donnés de tems en tems, pour détourner & vuider la féroſité qui ſe portoit vers la peau.

Riviere preſcrit (*a*), pour arrêter les ſueurs exceſſives, les juleps rafraîchiſſans, avec le ſirop - violat, ceux d'ozeille & de citron, & le ſel de prunelle dans quelques eaux rafraîchiſſantes : il fait oindre le corps en même tems avec l'huile-roſat, celles de myrthe & de maſtich. Il défend le vin, & toutes les frictions de la peau, & ordonne de répandre dans le lit du malade la poudre ſuivante :

Prenez des fleurs de nymphea & des roſes rouges, de chacune ℥iij. du labdanum ℥ß. du ſtyrax ℥ij. de l'airelle, & de la graine de ſumach, de chacune ℥ij. réduiſez le tout en poudre, & mêlez pour l'uſage marqué.

Alexandre Maſſara (*a*) donne le liniment & la lotion ſuivante, pour reſſerrer les pores, & ſuſpendre par-là les ſueurs immodérées.

Prenez de l'huile roſat & du verjus, de chacun ℥ij. des huiles de citron & de myrthe

(a) Prax. Med. lib. 8. chap. I.
(a) Lib. 7. de feb. c. 31.

de chacune ℥j. mêlés pour vous en servir à froid, en forme de liniment.

Prenez des feüilles de saule, de plantain & de pourpier, de chacune deux poignées ; du sceau de salomon une poignée, des roses rouges, des balaustes, de l'écorce de grenade, & d'airelle, de chacun demi-poignée ; de l'acacia, & de l'hypociste, de chacun ℥ij. faites-en une décoction dans l'eau de fontaine pour une lotion.

Hoffman ordonne dans le déclin de la maladie, de porter une chemise trempée dans une dissolution d'alun, & séchée ensuite. Mais ce reméde pouvant devenir très-dangereux, comme il paroîtra bien-tôt, il vaut mieux s'en abstenir.

Willis conseille entr'autres remédes, le changement d'air, dans les sueurs excessives & habituelles ; où tout le corps paroît en danger d'être pour ainsi dire dissoûs : mais alors cet air doit être changé pour celui d'un climat plus froid : par où le tissu du sang pourra se rétablir, & les pores se fortifier assez pour suspendre cet accident. Le cas qu'il rapporte d'une Dame (a) dont les sueurs étoient si prodigieuses, qu'on

____
(a) *De diaphor. nimiâ, & depravatâ, sect. 5. c. 3.*

étoit obligé de mettre des bassins entre ses cuisses pour recevoir l'humeur, paroit très-remarquable. Après plusieurs remédes prescrits par des Médecins fameux sans aucun avantage, elle se détermina de passer en France ; mais elle en revint dans le même état. Au lieu, ajoute *Willis*, que si elle avoit été en *Suede*, ou en *Dannemarck*, son voyage auroit été, selon toute apparence, plus heureux.

Nous avons un exemple opposé à celui-là, dans un Gentilhomme des environs de *Leyde* (a), fort adonné à l'étude de l'Astronomie ; qui ayant passé plusieurs nuits dans la contemplation des astres, eut par l'humidité & la froideur de l'air, les pores de la peau bouchés, de maniére que presque rien n'exhaloit de la surface de son corps ; comme on l'inféra de ce que la chemise, qu'il avoit portée cinq ou six semaines, étoit aussi blanche que s'il ne l'avoit mise qu'un jour. Mais pendant ce tems-là, il se ramassa une eau au-dessous de la peau, qui fut dissipée ensuite par les secours convenables.

Voilà comme l'évacuation cutanée peut être trop abondante, à raison de

(a) Voyez l'abregé des Transact. Philos. vol. 1.

la rareté ou du relâchement de la peau : ou infuffifante à caufe de la denfité & du refferrement de la même partie. Le premier de ces vices, dit Hippocrate, *Alvi denfitatem efficit.* Il fe guérit par le bain froid, & les lotions aftringentes : le dernier, *Carnium auctionem, ventris torporem, omnium conturbationem creat.* On y remédie par les applications chaudes & relâchantes, les frictions légeres, & les flanelles portées fur la peau.

Quant aux remédes internes, lorfque le vice eft principalement dans le fang, & que les pores font refferrés, on doit les ouvrir par l'exercice & l'ufage de quelques doux diaphorétiques, tels que la thériaque, le mitridate, le bézoard minéral, la racine de contrayerva, de ferpentaire, &c. aufquels il faut joindre la boiffon copieufe du *Poffet*, ou d'autres liqueurs atténuantes, pendant qu'on tient le corps bien couvert.

Quand au contraire les pores font trop ouverts, on les difpofe au refferrement & à la contraction, en détournant les férofités de la peau, par les diurétiques & les purgatifs ; de même que par les abforbans, tels que les yeux d'écreviffes, le corail, la craie, la gomme Arabique, les émulfions, le nitre,

le

le sel de prunelle , le vitriol , & tout ce qui rafraîchit , incrasse , ou épaissit le sang , convient aussi.

Il nous reste à parler de quelques affections , qui ont rapport à l'insensible transpiration ; je veux dire , 1°. les sueurs puantes, fournies par toute l'habitude du corps, ou quelques unes de ses parties , comme les aisselles & les aînes, 2°. Celles des mains & des pieds, qu'on ne doit arrêter qu'avec beaucoup de circonspection , & les mêmes précautions dont on use dans le desséchement des cautéres , des ulcéres anciens , de l'humeur de la teigne , & de celle qui coule de derriere les oreilles des enfans : car l'évacuation qui se fait dans tous ces cas , n'est qu'une dépuration du sang ; à l'égard duquel , outre les glandes des oreilles , des aisselles , & des aînes , chaque pore de la peau est un *émonctoire* qui tarit ou desséche les impuretés contractées par nos humeurs; enforte que si l'on s'avise d'arrêter de pareilles excrétions avant que d'avoir corrigé l'habitude du corps , & le vice des fluides , ou pratiqué ailleurs quelqu'autre égout , il est fort à craindre que le malade ne soit aussi-tôt mort que guéri.

I

Consulté par une Lingere extrême-ment incommodée, fur-tout en Eté, d’une fueur immodérée dans les mains ; je lui confeillai d’effayer les hydrago-gues, avec quelques diurétiques. Mais ces remédes ayant produit peu d’effet, je tâchai de la déterminer à l’applica-tion d’un cautére, avant l’ufage d’au-cune lotion aftringente. Sourde à mes avis, elle continua imprudemment une lotion faite d’alun, & d’eau de chaux, qui par bonheur trompa fon attente, la fueur continuant auffi fort que jamais dès qu’elle étoit un jour fans fe fervir de ce topique : mais cette évacuation ve-nant enfin à fe rallentir, elle fe plaignit de vertiges, avec une efpéce de cater-re ; ce qui la fit enfin confentir à un cautére à l’un des bras, qui vuida bien-tôt une grande quantité d’une humeur *ichoreufe*, & tarit prefqu’entiérement dans quinze jours, la fueur de la main du même côté. Revenue par ce fuccès de l’averfion qu’elle avoit auparavant pour les cautéres, elle s’en fit appliquer un fecond à l’autre bras : elle continue de les porter encore tous les deux, joüit d’une bonne fanté, & eft peu ou point incommodée de la fueur de fes mains.

Zacutus Lufitanus parle (*a*) d’une per-

(*a*) *Prax. Admir. lib. 3. obf. 74.*

sonne affligée d'une sueur continuelle, & extrêmement puante, fournie par toutes les parties du corps ; accident pour lequel il ordonna, après les purgatifs & les autres remédes qu'il crut convenables, une lotion faite avec le bois d'aloës, les fleurs d'oranger, les roses, le macis, la canelle, les cloux de gérofle, la noix-muscade, les feuilles de marjolaine, de sauge, & de romarin, le tout macéré dans les eaux-rose & de fleurs d'orange, avec l'addition d'un peu du vin le plus odoriférant. La malade se lavoit souvent tout le corps avec cette liqueur (liqueur bien chere à très-peu d'avantage) après quoi on lui saupoudroit la peau avec le musc, la poudre d'ambre-gris, de cloux de gérofle, &c. mais tout ceci ne produisant rien, & les bains tant naturels qu'artificiels, ayant été employés avec aussi peu de succès, on eut recours aux diurétiques pour tâcher de détourner l'humeur, & de l'évacuer par la voie des urines : cette tentative ayant été également infructueuse, on en vint enfin à l'application d'un cautére à chaque jambe ; lesquels aidés d'un purgatif donné deux fois le mois, tarirent entiérement l'humeur corrompue, & délivrérent la malade de cette défagréable incommodité.

Un fameux Praticien recommande la lotion fuivante, pour les fueurs puantes des aînes & des aiffelles.

Prenez du romarin une poignée, de la marjolaine, du bafilic, & des cloux de gérofle, de chacun une poignée & demie ; de l'abfinthe, de l'armoife, & des rofes rouges, de chacun deux poignées ; de l'airelle, demi-poignée ; du jonc odorant, & du ftachas Arabique, de chacun ʒiij. des noix de Cyprès N°. vj. de la coriande préparée ℥j. du miel ℥vj. de l'alun crud ℥iiß. du fel ℥ß. du vin de crete ℔iv. du vinaigre rofat ℔ß. de l'eau de fontaine ℔xiv. faites-en une décoction jufqu'à la diminution de la moitié de la liqueur.

L'Auteur de l'*Hercules Medicus*, dit que le meilleur reméde pour les fueurs puantes des pieds, eft de faupoudrer les chauffons avec la poudre de tuthie, de pierre ponce, les cendres de cuivre, les fcories de fer, ou fa limaille.

Mais que ceux qui voudront faire ces effais, faffent attention à ce qui a déja été dit, & à ce qui fuit.

Il n'y a pas de plus prompt reméde,

dit *Panarole* (a), pour arrêter la sueur
puante des pieds, qui incommode quelquefois beaucoup certaines personnes,
que la poudre de Myrthe, répandue dans
les chaussons : mais qu'on prenne bien
garde de ne pas tomber par la cure de
cette incommodité, dans d'autres bien
plus fâcheuses, comme je l'ai souvent
vû arriver : car cette excrétion garan-
tissant de plusieurs maladies, l'on devroit plutôt l'entretenir, que lui donner la moindre atteinte.

Un Seigneur Allemand ayant consulté un Médecin sur les sueurs puantes
de ses pieds, il lui ordonna de porter
des chaussons trempés dans une dissolution d'alun faite dans le vin rouge, &
de prendre des pillules d'aloës avec
d'autres remédes, pour détourner l'humeur ailleurs. Il lui prescrivit aussi un
électuaire composé de médicamens desséchans, & quelquefois diaphorétiques,
dans la vûe d'éloigner la putréfaction,
& toute humidité superflue. Les plantes
des pieds devinrent bien-tôt, par l'usage
de ces chaussons, si dures & si épaisses,
qu'elles ne donnoient plus passage à
aucune sueur : mais l'électuaire & les
pilules ne répondant pas aux vûes du

(a) *Cent. 3. obs. 16.*

Médecin, de légers évanouiſſemens &
des vertiges ſurvinrent, dans quelques
mois, à ce Seigneur, qui étant venu enſuite à *Genêve* en 1674. s'adreſſa à un
Médecin de cette Ville, qui lui fit appliquer, après les remédes généraux,
un cautére à chaque jambe : Ses pieds
furent lavés pendant un mois dans une
leſſive de quelques ſubſtances déterſi-
ves & émollientes ; il lui ordonna auſſi
de marcher beaucoup ; & par ces
moyens l'ancienne excrétion étant rap-
pellée dans les pieds, les ſymptômes
ceſſérent, & le malade recouvra ſa ſanté.

Galien (a) parle d'un Médecin de ſon
tems, dont l'odeur des aiſſelles étoit ſi
forte, que ſes malades ne pouvoient
ſouffrir ſon approche. *Luſitanus* fait
mention d'une autre perſonne affligée
d'une incommodité, ſemblable à celle
que les Latins nomment *Hirciſmus*, parce que ceux qui en ſont attaqués ſentent le bouc. Ce dernier malade avoit
la cuticule rongée dans les parties affectées ; où il ſurvint un grand nombre de vers, beaucoup plus grands que
ceux dont traitent ces Auteurs ſous le
nom de *Sirones*, & dont nous ferons
mention dans le troiſiéme chapitre de

______
(a) *Lib. 9. Epid. 4. Com. 9.*

la seconde partie de cet ouvrage.

La puanteur continuant encore, il détruisit les vers avec un onguent de mercure, & essaya ensuite différentes évacuations, des huiles parfumées, des lotions, des bains, des diaphorétiques, le changement continuel de linge ; mais rien ne put corriger cette intempérie habituelle, que deux cautéres ; qui après quelque tems délivrérent le malade de son incommodité (a).

Je conclurai ce chapitre par quelques Aphorismes, relatifs à l'insensible transpiration, tirés du Prince de la Médecine.

Ceux qui ont la peau séche & dure, meurent sans sueur. Hipp. lib. 5. Aph. 71.

Les sueurs froides avec une fiévre aigue, sont un signe de mort ; mais avec une fiévre douce & médiocre, elles signifient longueur de maladie. Lib. 4. Aph. 37.

En quelque partie du corps que la sueur paroisse, là est le signe de la maladie. Lib. 4. Aph. 38.

Les grandes sueurs qui arrivent pendant le sommeil sans aucune cause apparente, signifient que l'on prend trop de nourriture ; que si la même chose arrive, quoiqu'on ne

______
(a) *Zac. Lusit. de prax. med. admir. lib. I. obs. 102.*

mange point trop, c'est une marque qu'on a besoin d'évacuation. Lib. 4. Aph. 41.

Si la sueur froide ou chaude est abondante & coule toujours ; la sueur froide signifie une plus grande maladie, & la sueur chaude une plus petite. Lib. 4. Aph. 42.

Le frisson qui vient après la sueur, n'est pas un bon signe. Lib. 7. Aph. 4.

Une grande sueur chaude ou froide, & qui coule toujours, indique que le corps abonde en humeurs : dans un homme fort & robuste, il faut les évacuer par en-haut, & dans un homme foible, par en-bas. Lib. 7. Aph. 61.

CHAPITRE XI.

Des changemens de la couleur de la Peau.

PARMI les maladies qui altérent la couleur de toute l'habitude du corps, nous avons choisi les pâles-couleurs & la jaunisse, comme les deux plus communes. Les premiéres dépendent des obstructions des visceres, ou d'une constitution pituiteuse ou phlegmatique.

DES PALES-COULEURS.

Cette incommodité non plus que les autres affections contre-nature de la

peau, ne font à proprement parler,
que des symptômes de maladies, con-
fiftans, comme parlent les Médecins,
*in corporis qualitatibus alienis, feu mutatis
quoad vifum*: symptômes qui, dès que la
caufe ou l'obftruction eft ôtée, ceffent
incontinent d'eux-mêmes.

Les pâles-couleurs ont reçû différens
autres noms, comme, 1°. celui de *Morbus virgineus*; parce qu'elles font plus
particuliéres aux filles. 2°. Celui de
κίττα, ou *Pica*, des différentes couleurs
de l'oifeau de ce nom; ou de ce que
comme lui, les perfonnes affligées de
cette maladie, mangent la terre, &c.
3°. Celui de *Malacia Ventriculi*; mais
cette derniere doit être plutôt rapportée aux envies des femmes groffes, qui
défirent ordinairement des chofes plutôt difficiles à obtenir, qu'abfurdes ou
extraordinaires. Certaines propriétés
ont fait encore donner à cette incommodité, les noms de *Febris Alba*, *Ama-
toria*, *Virginea*, & *Icteritia alba*, parce
que celle-ci, contraire à l'ictere jaune,
rend la peau pâle & blafarde.

On peut définir cette maladie une
mauvaife conftitution de l'habitude du
corps, occafionnée par les obftructions
des vifcéres du bas-ventre, mais fur

I v

rout de la matrice ; d'où réfulte un amas
de fucs cruds & viciés, qui fe ramaffant
principalement dans l'eftomac , occa-
fionnent un défir dépravé pour les chofes
abfurdes & extraordinaires , comme la
craie , les cendres , la terre , le fable ,
&c.

Les fignes diagnoftics confiftent dans
une couleur pâle verdâtre du vifage ,
le gonflement des paupiéres , fur-tout
le matin après le fommeil ; l'enflûre des
pieds & des chevilles, une laffitude générale , un pouls vîte , une refpiration
difficile , la palpitation du cœur , le battement fenfible des artéres des tempes
& du col , au moindre mouvement que
la malade faffe pour monter des degrés
ou quelque éminence ; une douleur
dans le dos & dans l'eftomac , avec la
perte de l'appétit , ou plutôt fa dépravation ; la malade ne défirant rien tant
que des fubftances bizarres & extraordinaires ; la fuppreffion des régles, des
borborygmes dans les hypocondres , le
gonflement de ces derniers , des urines
abondantes , crues , pâles , & aqueufes , dépofant quelquefois un fédiment
épais , blanc & flegmatique.

Le prognoftic doit fe prendre du dégré des obftructions , & de l'état des

viscéres. S'ils sont viciés par la longueur
de la maladie, ils font craindre l'hydropisie ou la consomption.

Si le mal n'a pour cause que la suppression des régles, le rappel de cette
évacuation met fin à la maladie, & rétablit la couleur de la peau.

La cure consiste, après les remédes
généraux, dans les apéritifs, les inci-
sifs, & ceux qui peuvent donner du ressort au sang appauvri, & la tension
convenable aux solides pour les mettre
mieux en état de combattre la maladie,
& de se dégager des matiéres pituiteu-
ses, qui les surchargent & les troublent
dans leurs fonctions ordinaires. Parmi
ces remédes, les préparations de fer
méritent la préférence : je vais donner
quelques formules des uns & des autres.

Prenez des cinq racines apéritives, de chacune
℥ß. de celles de garance, de chardon-ro-
land, d'iris, d'aunée, & de l'écorce sé-
che de citron, de chacune ℥ß. de l'armoise,
de l'aigremoine, & du chamaras, de cha-
cune demi-poignée ; de la semence de car-
tame & du senné, de chacun ℥j. du me-
choacan, & de l'agaric, de chacune ℥ß.
des fleurs de stachas arabique, deux pin-
cées, de la racine de galanga, des se-

mences d'anis & de fenoüil, de chacune
ℨij. faites-en une décoction dans ℔iiij.
d'eau de fontaine, jusqu'à la diminution
du tiers ; ajoutez à la colature, du sirop
des cinq racines apéritives, & de l'eau de
gentiane composée, de chacune ℨij.

Prenez du hiera-picra ℨij. des trochisques
d'agaric, & des pilules de rhubarbe, de
chacun ʒj, des pillules de gomme ammoniac ʒß. du spica Ƌj. de l'extrait d'absinthe ʒß. de l'huile de canelle iv. gouttes
mêlés, & formez-en des pilules médio-
cres, dont on donnera iv. à la malade à
l'heure du sommeil.

Prenez de l'acier préparé ℥ß. de la noix-
muscade ℨij. du macis préparé ʒj. du sucre bien blanc ℥iß. mêlés pour une poudre, dont la malade prendra environ un
gros, matin & soir, bûvant par-dessus
ℨiv. de l'infusion suivante.

Prenez de la racine d'aunée récente ℥iv. du
vin blanc, quatre livres, laissez-les infuser
à chaud pendant quatre heures ; & ajoûtez à la colature ℥iv. de sirop des cinq racines apéritives.

VIN MARTIAL DE *BATES*.

Prenez de la limaille de fer ℨij. des racines

de chardon-roland & d'aunée, de chacune ℥ß. du santal citrin ʒij. des cloux de
gérofle, du macis, de la canelle, & du
gingembre, de chacun ʒj. des fleurs de genêt, du romarin & du ceterac, de chacun une poignée ; du vin blanc ℔iß. mettez ces matieres en digestion au bain-marie, en les agitant souvent ; filtrez ensuite
la liqueur, dont la malade prendra depuis trois jusqu'à six cuillerées, le matin
pendant un mois.

Prenez de la teinture de Mars, de myn-
sich, & de l'élixir de propriété, de chacun ℥ß. mêlés ; la dose sera de xx. à xxx.
gouttes le matin & à quatre heures du
soir, dans trois cuillerées de vin blanc,
où l'on aura fait infuser la racine de gentiane.

Prenez des conserves d'absinthe, & de
Cochlearia de jardin, de chacune ℥iß.
du gingembre confit ʒvj. de la roüille de
fer réduite en poudre très-subtil ʒiij. des
huiles de cloux de gérofle, & de sassafras, de chacune iij. gouttes, du syrop des
cinq racines apéritives la q. s. pour former un électuaire, dont la malade prendra ʒj. le matin, & autant à quatre heures de l'après-midi.

Prenez de la gomme ammoniac, & de l'a-

loës, de chacun ʒiij. du safran de Mars
préparé avec le soufre, ʒiiß. de l'huile
de gérofle & de celle d'anis, de chacune
v. gouttes, de l'élixir de propriété, ce qu'il
en faut pour former une opiate dont on
donnera Əj. ou ʒß. tous les soirs, ou de
deux en deux jours, à la Malade.

Formules d'Emménagogues, en cas de suppression des Régles.

Prenez de la racine de céleri, ʒj. du roseau aromatique & des bayes de laurier,
de chacun ʒij. de la zédoaire & des cu-
bèbes, de chacun ʒiß. de la racine de
galanga, & de la graine de paradis, de
chacune ʒj. du macis & de la canelle,
de chacun ʒß. du dictame de Créte, & du
pouliot, de chacun une poignée ; faites-en
une décoction dans iij. livres d'eau de
fontaine réduite à la moitié ; ajoûtez-y
sur la fin demi-livre de vin blanc, &
mêlez dans la colature Ʒj. de teinture de
safran, & Ʒiij. de sirop de Stœchas.

La Malade prendra depuis iv. jusqu'à Ʒvj.
de ce reméde, deux fois par jour, observant de faire précéder la purgation, &
d'user d'exercice sur-tout vers le tems
que le flux menstruel devra arriver,

Ou,

Prenez du borax, Ꝫj. de la myrrhe, xv,
grains, du safran vj. grains, de l'huile
de gérofle j. goutte, mêlés pour une pou-
dre que la Malade prendra vers le tems
de ses régles, bûvant par-dessus ℥iij de la
mixture suivante.

Prenez des eaux de rhue & de pouliot, de
chacune ℥vj. de celle de Bryone composée,
℥iij. de l'huile de gérofle vj. gouttes, du
sucre blanc ℥j. mêlés.

Prenez des poudres de feuilles de Sabine, &
de dictame de Créte, de chacune ʒj. de la
myrrhe, du galbanum & du castor pul-
vérisés, de chacun ʒij. & avec la q. s.
de sirop d'Armoise formez-en des pilules
dont la Malade prendra environ ℈j. dans
le tems convenable.

Ce reméde convient aussi dans l'enfan-
tement difficile, pour l'expulsion de l'ar-
riére-faix & la suppression des lochies.

Prenez de la gomme ammoniac dissoute
dans le vinaigre ʒij. de l'aloës ℥ß. de
la poudre de myrrhe ʒj. du safran, du
sel d'absinthe & de l'acier, de chacun ʒß.
faites-en une opiate avec la q. s. de sirop
d'Armoise.

Les amers & les aromatiques, de même

que la décoction & l'infusion améres
ordinaires , altérantes & purgatives ,
conviennent aussi, excepté que le mal
n'eût fait trop de progrès , & que la
Malade fût déja étique.

Parmi le grand nombre des cas que
je pourrois rapporter , je choisirai les
deux suivans.

Une fille d'onze ans fort pâle , ou
plutôt d'une couleur plombée , avec
un pouls petit & vîte , douleur d'estomac , palpitation de cœur continuelle ,
& une respiration extrêmement courte ,
fut conduite chez moi par sa mere pour
me consulter sur son état. Je demandai
à cette derniére si elle s'étoit jamais ap-
perçue que sa fille eût mangé des cho-
ses absurdes & bizarres ; sur quoi elle
sortit de son tablier un charbon d'environ deux livres qu'elle me dit être le
reste d'un qui devoit peser au moins 25
livres , lorsqu'il fut mis , il y avoit six
mois , dans la cave ; & dont la Malade
avoüa avoir mangé ce qui en manquoit.

Le cas étant ainsi constaté , & la jeune
fille , épouvantée par la mort , m'ayant
promis d'abandonner sa bizarre nourriture , je commençai la cure par un vomitif d'Ipecacuanha que je répétai deux
ou trois jours après ; j'ordonnai ensuite

un apozéme apéritif approchant de celui qui a été prescrit ci-dessus, & je purgeai la Malade deux fois par semaine. L'usage de la teinture de Mars avec l'élixir de propriété dans le vin blanc, ayant succedé à ces remédes, elle se trouva beaucoup mieux un mois après; recouvra l'appétit, respira passablement bien, & son teint plombé commença à se changer en une couleur plus saine. Lasse alors de remédes, & se croyant parfaitement bien, je lui donnai seulement une petite bouteille de l'essence de Mars, décrite dans la Pharmacopée de *Bates*, qu'elle prit avec elle à la Campagne, & dont je lui ordonnai d'user dans sa boisson ordinaire. Elle revint trois mois après grasse & robuste, avec un teint aussi vermeil qu'avant sa maladie.

Une jeune femme ayant mis imprudemment une chemise humide, à l'approche de ses régles, celles-ci furent suspendues, & la Transpiration supprimée; ce qui la jetta dans une fiévre dont elle fut guérie par les remédes convenables. Vers le tems du période suivant, elle fut saignée du pied, mais sans effet. Le mal empirant tous les jours, & la Malade se plaignant de douleurs dans la tête , dans le dos , dans l'eſtomac , &c. & les jambes commençant à s'enfler , je fus appellé. J'ordonnai d'abord , eu égard à la *Cachexie* , un vomitif qui excita quelque trouble dans la machine , & attira des paroxiſmes hiſtériques , auſquels la Malade avoit été ſujette autrefois. Je les calmai par les anodines , & me contentai , par rapport à la délicateſſe des nerfs , de ne purger à l'avenir qu'avec l'infuſion de rhubarbe & le ſirop de roſes ſolutif , où j'ajoûtois un peu de ſafran. Le trouble & l'agitation, cauſés par les martiaux de toute eſpéce , me firent borner à un bol de conſerve de rhue , avec dix grains de ſel volatil de ſuccin , & autant de caſtor en poudre , qu'elle prenoit matin & ſoir, bûvant par-deſſus trois cuillerées du julep ſuivant :

Prenez des eaux de rhue & de pouliot , de chacune ℥iij. de celle de Bryone compoſée, ℥j. du ſirop de pivoine compoſé , ℥j. du ſel volatil huileux ʒj. mêlés.

Ces remédes la délivrerent entiérement de ſes vapeurs ; elle reprit un peu ſa couleur, ſon appétit ſe rétablit par l'uſage d'une infuſion amére ; & enfin après trois mois de ſuppreſſion , ſes régles reparurent ; ce que j'attribuai à la mixture suivante qu'elle avoit pris pen--dant trois jours auparavant.

Prenez de l'eau de pouliot, ℥vj. de celle de Bryone, ℥ij. des trochifques de myrrhe en poudre, ℈iv. du firop d'Armoife, ℥ij. mêlés.

Ce reméde fut partagé en fix parties égales dont elle en prit une foir & matin, pendant trois jours.

J'ai déja fait obferver qu'on ne devoit point précipiter les vomitifs, les purgatifs, ni les faignées ; encore moins entreprendre la cure par les martiaux & les apéritifs chauds, avant que d'avoir mûrement examiné l'état, foit des filles depuis 9 jufqu'à 14 ans, attaquées des pâles-couleurs ; foit des jeunes femmes devenues *Cachectiques* par la fuppreffion des régles : car fi par le délai des remédes convenables, la Malade eft tombée dans une fiévre étique accompagnée d'une toux féche, de fueurs nocturnes, ou d'une diarrhée *colliquative*, & de douleurs fpafmodiques dans la pleure ; dans ce cas, au lieu de procurer la guérifon par les remédes mentionnés, on ne fait que hâter la mort de la Patiente. Je dis ceci fur-tout en faveur des jeunes Praticiens que j'ai souvent eu de la peine à dissuader des gommes échauffantes, des amers & des martiaux ; qu'ils donnent à des personnes attaquées des symptômes ci-dessus, dans la vûe de rappeller les régles, & cela sans faire attention combien l'attente de cette évacuation est déplacée dans des cas semblables : au lieu que quand on a rétabli les forces & les esprits, & modéré la chaleur fébrile, la nature fait souvent son office d'elle-même, ou du moins elle est alors en état de supporter l'effort des différens apéritifs, qui en augmentant la vélocité du sang, disposent ce fluide à se faire jour dans les tems ordinaires, par les vaisseaux de la matrice.

Tandis que j'étois occupé à revoir cet Ouvrage, je fus appellé chez une jeune femme, trois mois après une fausse-couche : je la trouvai dans le lit, affligée de sueurs excessives, de toux, d'oppression & de tous les avant-coureurs du *Marasme.* Nonobstant ces accidens, la personne qui avoit traité la Malade, lui avoit donné pendant six semaines, dans le dessein de rétablir les menstrues, plusieurs emmenagogues, tels que les pilules avec la gomme ammoniac, le galbanum & les trochisques de myrrhe ;

qui, prises avec un vin chalibé, avoient
beaucoup aigri la toux, augmenté la
fiévre & l'inflammation des poûmons.
J'ordonnai d'abord un Electuaire avec
quelques-uns des *Testacées*, la conserve
de roses & le sirop de capillaire ; j'y joi-
gnis les loochs, les émulsions & autres
remédes adoucissans pour calmer la
toux ; mais ces médicamens étant sans
effet, je tâchai de fortifier l'estomac de
la Malade par quelques grains de rhubarbe torréfiée, enveloppés dans un
peu de diascordium ; lui prescrivis la décoction blanche pour boisson ordinaire,
& lui persuadai d'essayer le lait d'ânesse
avec l'Electuaire suivant :

Prenez de la conserve de roses ʒß. de la
poudre d'adragant rafraîchissante ʒij.
du coral rouge préparé, ʒj. du cachou,
ʒß. du sirop d'Althea, ce qu'il en faut
pour un Electuaire, dont la Malade pren-
dra de la grosseur d'une noix-muscade, le
matin, & à quatre heures de l'après-mi-
di, bûvant par-dessus demi-livre de lait
d'ânesse.

Elle prenoit tous les soirs pour prévenir
le cours de ventre, calmer la toux, &
se procurer le sommeil, le julep suivant :

Prenez de l'eau de canelle orgée, ʒj. du si-

rop de diacode , ℥ß. *mêlés.*

Elle usa aussi à la place de son looch, de la mixture suivante , comme plus propre à prévenir la diarrhée, en même tems qu'elle calmeroit la toux.

Prenez des sirops de baume de Tolu & de Capillaire , de chacun ℥j. *de l'eau de canelle orgée ,* ℥ß. *du laudanum liquide, xx. gouttes, mêlés pour une mixture, dont la Malade prendra une cuillerée dans le tems que la toux l'incommodera le plus.*

Malgré tous nos efforts le cours de ventre augmenta , & la jeune Dame mourut phtisique un an après son mariage, quoique d'un bon embonpoint auparavant.

Quelques mois avant ceci, je fus mandé pour voir une jeune fille de 9 à 10 ans , attaquée des symptômes ordinaires des pâles-couleurs , comme un teint & des lévres pâles, une respiration courte, la palpitation de cœur, le battement des artéres du col & des tempes , un appétit dépravé, des fréquens points de côté , la toux, la soif, des rougeurs passagéres dans les jouës, & la maigreur de tout le corps.

Je la trouvai à l'usage des *Martiaux* &

des *Amers*, qu'elle avoit commencés par l'avis de son Apoticaire , sans aucune préparation générale : elle avoit pris aussi une grande quantité d'élixir de propriété : remédes qui l'ayant déja jettée dans la fiévre lente, je lui persuadai de les abandonner , du moins pour un tems ; & pour calmer la douleur de côté , & prévenir l'inflammation du poumon , j'ordonnai une petite saignée du bras que je fis répéter selon le besoin , & je prescrivis le looch suivant :

Prenez de l'huile d'amandes douces, ℥j. du sirop de pavot rouge, ℥ß. du blanc de baleine , ʒß. mêlés.

Elle prenoit une cuillerée de ce looch dans un verre d'une décoction pectorale ; à une pinte de laquelle je faisois ajoûter, pour la rendre plus agréable , une once d'eau de canelle orgée, & demi-once de sirop de baume de Tolu. Mais la jeune Malade continuant à déchoir , & la voyant menacée de la phtisie, je la mis au lait d'ânesse , avec l'usage des poudres suivantes :

Prenez des perles préparées , du corail rouge , & du sucre blanc , de chacun ℈ß. mêlés pour une poudre que la Malade prendra dans une cuillerée de son lait d'âneffe , dont elle boira 4 onces par-deffus, répétant la même chofe à quatre heures du foir pendant un mois , fi rien ne s'y oppofe.

La Malade fe trouva beaucoup mieux par cette méthode avant la fin du mois, & la fiévre lente ayant difparu, je fis difcontinuer le lait , & j'ordonnai les remédes fuivans pour emporter les reftes de la maladie.

Prenez de la rhubarbe coupée menu & de la régliffe , de chacune ʒij. de l'eau alexitere de lait , ℔j. Faites-les infufer pendant quelques jours , & donnez à la Malade , de trois en trois matins , 3 ou 4 cuillerées de la teinture claire.

Elle ufoit, les jours intermédiaires, des remédes ci-deffous , dans la vûe de fortifier l'eftomac ; de réfoudre les obftructions de vifcéres, & de rétablir la tenfion des fibres mufculaires.

Prenez de la limaille de fer ʒß. de la racine d'aunée coupée menu , ʒij. Faites-les infufer à froid pendant trois jours dans demi-livre de vin blanc ; remuez le vaiffeau de tems en tems, & filtrez la liqueur , que vous ferez cuire fur les cendres.

dres chaudes jufqu'à confiftence de firop,
avec autant de fucre : donnez à la Malade, le matin & à cinq heures du foir, une
cuillerée de ce firop dans quatre cuillerées
du julep fuivant.

Prenez de l'eau de lait, ℥vj. de celle de
grande abfinthe compofée, & du vin martial, de chacun ℥j. de la racine de gentiane coupée menu, & pliée dans un noüet
fufpendu dans la liqueur, ℈j. mêlés pour
l'ufage ci-deffus.

Quand la toux étoit incommode, elle
avaloit une cuillerée de la mixture fuivante :

Prenez du firop de baume de Tolu, de celui
de Capillaire & de l'eau de canelle orgée,
de chacun ℥ß. du firop de diacode, ℥j.
mêlés.

Environ fix femaines d'ufage de ces remédes lui redonnerent un bon vifage,
& la maladie parut être entiérement
détruite. Il furvint cependant fix mois
après, une rechûte, où la Malade fe
plaignant plus particuliérement du bas-
ventre, je foupçonnai par-là, & par
quelques autres fymptômes, que la fiévre étoit ici entretenue par des vers :
ce foupçon me détermina à prefcrire

K

huit grains de mercure doux dans une cuillerée de sirop de violettes, qu’elle prit à minuit, & le matin une dose convenable de la teinture de rhubarbe, déja prescrite. Ce reméde ayant été répété le troisiéme jour, la cause fut emportée par l’expulsion d’un ver qu’elle rendit par les selles. Je lui fis encore user trois ou quatre fois, de quatre en quatre jours, de la même teinture, lui donnant les jours intermédiaires, dans son premier julep, quelques gouttes d’élixir de propriété, fait avec l’esprit de vitriol. Cette méthode lui redonna la force & la santé, sans que j’aie entendu dire depuis qu’elle se soit plainte d’aucune incommodité.

L’autre maladie qui altére la couleur de la peau, est

LA JAUNISSE.

Cette indisposition est nommée par les Grecs, ἴκτερος ἀπὸ ἰκτίδος, c’est-à-dire, *Viverra*, Furet, à cause de la couleur jaune des yeux de cet animal : ou bien, *ab ictero Axe*, oiseau de la même couleur, appellé aussi *Galbula*, Loriot en françois, duquel *Pline* (a) rapporte, entr’autres histoires fabuleuses, qu’étant

(a) *Nat. Hist. l. 30. c. 3.*

vû par une personne *icterique*, il meurt, & le Malade guérit. L'ictere est aussi appellé, *morbus arquatus*, de la couleur de l'arc-en-ciel : *Aurigo, ab aureo colore; & morbus regius, quoniam hic molliter celsa curatur in aula, inquit Serenus. Malim ego ita ab auro metallo regio statuere dictum*, dit *Sennert* (a). Mais sans entrer plus avant dans ces étymologies, nous définirons la Jaunisse, une mauvaise constitution du corps, ou une *Cachexie*, qui ayant sa source dans l'obstruction du foie, donne à la peau la couleur jaune, soit parce que la bile ne se sépare pas bien dans ce viscére, soit qu'étant séparée, son passage dans le *Duodenum* se trouve fermé par l'obstruction du conduit *Cholydoque* : d'où cette humeur refluant dans le sang, & étant portée vers la peau, elle lui imprime sa propre couleur.

La couleur jaune de la peau, qui se manifeste sur-tout au blanc des yeux, dans le commencement, démontre cette maladie ; accompagnée dans son progrès, de démangeaison, de lassitudes, d'amertume de bouche, & quelquefois de vomissemens bilieux : les selles sont souvent blanches, tandis que les urines,

(a) *Prax. l. 3. part. 6. sect. 2. c. 7.*

K ij

participant de la couleur imprimée à tous les fluides par le mélange de la bile, font extrémement jaunes.

Le prognoftic doit fe prendre fur-tout de l'état des viféres, du dégré de l'obftruction & de l'ancienneté de la maladie. Si la véficule du fiel eft remplie de concrétions pierreufes, il y a peu d'efpérance : fi le foie eft fquirreux, ou corrompu, la Jauniffe dégénére en une couleur plus foncée, appellée *Ictere noir*, & fe termine généralement en hydropifie. Si au contraire le mal eft récent, les viféres fains, & la jauniffe critique, comme celle qui furvient à la fuite d'une colique, ou d'une fiévre intermittente ; il y a bonne efpérance de guérifon.

Quant à la cure, fi le pouls eft fort, on la commence ordinairement par la faignée & l'émétique ; après quoi on ordonne un purgatif pris des *Cholagogues*, pour en venir aux apéritifs, comme dans les pâles-couleurs, mais avec quelque variation, eu égard à certains remédes choifis qu'on regarde comme fpécifiques : j'en rapporterai ici quelques-uns prefcrits par des Auteurs de réputation.

Après la faignée & la purgation, *Ri-*

viere donne (*a*) ce bol purgatif.

Prenez de l'électuaire de suc de roses , &
du diaprun soluble , de chacun ℥iij. de la
rhubarbe en poudre ; ʒj. du safran , ℈ß.
mêlés.

Willis commence par le vomitif suivant : mais on doit être circonspect
dans son usage , & avoir égard aux forces & à l'âge du Malade.

Prenez du soufre d'antimoine , vij. grains ,
de la scammonée sulphurée , vij. grains ,
de la crême de tartre ʒß. mêlés pour une
poudre que le Malade prendra dans une
cuillerée de panade.

Ou ,

Prenez de la gomme-gutte préparée viij.
grains , du tartre vitriolé vij. grains ,
mêlés pour une prise de poudre.

Il en vient ensuite au bol suivant , assez
semblable à celui de *Riviere.*

Prenez de l'électuaire de suc de roses ℥iij.
de la rhubarbe en poudre ʒj. du sel
d'absinthe , & de la crême de tartre , de
chacun ℈ß. du sirop de rhubarbe, la q. s.

Dans les constitutions foibles , il substi-
tue aux précédens ceux qui suivent :

(a) *Prax. Med. l. II. c.* 4.

K iij

Prenez de la rhubarbe choisie ʒij. des tro-
chisques d'Agaric, ʒſ. de la canelle &
du gingembre, de chacun Əſs. Faites-
les infuſer à chaud pendant trois heures,
dans ʒiij. de vin blanc, & autant d'eau
de chicorée ; ajoûtez à la colature, ʒj. de
ſirop de rhubarbe, & ʒij. d'eau de vers,
mêlés pour une potion.

Prenez de la rhubarbe en poudre, depuis ʒſs.
juſqu'à ʒj. du ſel d'abſinthe Əj. mêlés
pour une priſe de poudre.

Prenez des pilules de Rufus, Əj. de l'ex-
trait de Rudius, Əſs. mêlés, & faites-en
iv. pilules que le Malade avalera le matin
& qu'il répétera 4 ou 5 jours après.

Formules de Remédes apéritifs qui doivent être pris pendant tout le cours de la Maladie, & quelquefois mêlés avec les Purgatifs.

Prenez de la racine de patience ſauvage,
ʒj. des ſommités de petite centaurée &
d'abſinthe romaine, de chacune ij pin-
cées, de la racine de gentiane, & de
celle de ſafran des Indes, de chacune ʒij.
du ſantal citrin ʒi. faites-en une déco-
ction dans une livre & demie d'eau de fon-

taine , réduite à une livre ; ajoûtez sur
la fin ʒvj. de senné , ʒiij de rhubarbe ,
ʒiß. d'agaric , ʒij. de semence de coriandre , ʒij. de vin blanc. Faites encore cuire ces matiéres pendant 2 heures. Clarifiez
la colature par résidence. La dose est de iv.
à ℥vj. où il faut ajoûter ʒj. de sirop de
rhubarbe , & ʒiij. d'eau de vers pour
une potion, qui sera répétée trois ou quatre
jours de suite , ou de deux en deux jours.
Willis , ibid.

Après les évacuations générales *Riviere* prescrit, pendant une semaine, l'un
ou l'autre des remédes suivans, qui détruisent , dit-il , la maladie si elle est récente.

Prenez de la racine de garance , ℥ß. des
fleurs de grande chélidoine , une poignée ,
des sommités de petit absinthe & de
petite centaurée , de chacune, une pincée ;
de la canelle & du safran , de chacun
Əß. faites - les infuser pendant la nuit
dans ℥viij. de vin blanc. Ajoûtez à la colature. ℥j. de sirop des 5 racines apéritives.

Ou ,

Prenez de la plante de grande chélidoine ,
une poignée ; des feuilles & des fleurs de

K iiij

*millepertuis, de chacune demi-poignée; de
la rapûre d'yvoire & de la fiente d'oye en
poudre, de chacune ℥iij. du safran, ℨſs.
mettez la fiente & le safran dans un noüet,
& faites cuire le tout dans une livre de
vin blanc, & autant d'eau d'absinthe,
Diſſolvez dans la colature ℥j. de ſucre
blanc. Partagez la liqueur en trois parties égales que le Malade prendra en autant de matins.*

Quercetan, Fonſeca, Paré, & nombre d'autres vantent beaucoup la fiente d'oye,
ramaſſée dans le printemps, & priſe depuis ℨſs. juſqu'à ℨj. *Paré* en donne deux
gros diſſous dans le vin blanc.

On recommande auſſi la poudre de
Cloportes & de vers de terre.

Le fer & quelques-unes de ſes préparations ſont encore données ſouvent
avec ſuccès.

Geſner exalte beaucoup le reméde
ſuivant :

*Prenez une livre de racine d'ortie griéche
écraſée, & un ſcrupule de ſafran ; ver-
ſez un peu de vin blanc par-deſſus ; exprimez les matiéres, & donnez ℥iv. de
cette teinture au Malade pendant 4 ou 5
jours.*

Les Chimiſtes loüent avec raiſon le

tartre vitriolé , le sel & la crême de tartre , qu'ils donnent pendant quelques
jours avec un vin chalibé. Ils prescri-
vent, [dans les mêmes vûes l'élixir de
propriété avec le tartre & la teinture de
Mars.

Willis ordonne l'électuaire suivant :

Prenez des conserves de petite absinthe , des
écorces d'orange & de citron , de cha-
cune ʒij. de l'yvoire en poudre , du san-
tal citrin & du bois d'aloës , de chacun
ʒß. des trochisques de caprier ʒj. de
la rhubarbe en poudre ʒß. du sel d'ab-
sinthe ʒij. du sirop de chicorée compo-
sé la q. s. pour former un Electuaire ,
dont le Malade prendra de la grosseur
d'une châtaigne , deux fois par jour , bû-
vant par-dessus ʒiij. du julep suivant :

Prenez des eaux de grande chélidoine , de
fumeterre , d'absinthe , & de fleurs de
sureau ; de chacune ʒv. de l'eau de li-
maçons & de celle de vers de terre com-
posée , de chacune ʒij. du sucre ʒß. mê-
lés.

Un citron cuit avec du safran sous les
cendres chaudes , ou devant un feu
doux, & infusé ensuite, ou exprimé dans
un verre de vin blanc, est un reméde
fort ordinaire.

Sylvius prescrit dans quelques cas de cette nature, une décoction de chéne-vi & de savon de Castille qu'il croit très-propre à émousser les pointes des sels, qui dans son hypothèse, rendent alors la bile immiscible avec le sang.

Dioscorides conseille le suc & la décoction de marrube blanc ; d'autres celle des écorces d'épine-vinette & de caprier.

Sennert donne ʒß. de semence de colombine en poudre avec Əj. de vers de terre pulvérisés ; & Əß. de safran dans un verre de vin blanc. Il ordonne pour boisson ordinaire une décoction de vesse rouge & de racine d'asperge.

Lorsque la Jaunisse, dit *Sylvius*, est occasionnée par la morsûre d'une vipére, ou de quelque autre animal venimeux, la cure consiste dans les sudorifiques, abondans en sels volatils, comme le sel volatil de corne de cerf, le bézoard minéral, les préparations de vipére ; la thériaque, l'antimoine diaphorétique.

Augerius dit qu'un gros de gomme ammoniac dissoûte dans deux ou trois onces d'oxymel ou d'hydromel, & donnée le matin à jeûn pendant quatre à cinq jours, ou plus, guérit la Jaunisse comme par miracle.

La décoction des feuilles de fraisier
est regardée aussi comme un grand reméde contre cette maladie.

Le Vulgaire avale quelquefois cinq ,
sept, ou neuf poux ; (car le nombre en
doit être impair :) d'où il prétend avoir
retiré du soulagement : quelqu'en soit
l'effet , on doit l'attribuer sans doute à
leur sel volatil. Mais puisqu'on a une infinité de remédes moins désagréables
& plus effectifs , pourquoi se serviroit-
on d'un aussi dégoûtant ? D'ailleurs il
pourroit être suivi du même accident
que les *Acta Danica* de l'année 1675.
Observ. 23. disent être arrivé à un Garçon hydropique, qui ayant avalé un certain nombre de poux , sa maladie dispa-
rut peu-à-peu à la vérité ; mais il sur-
vint à sa place un appétit excessif, la
pâleur , l'*Atrophie*, & enfin la mort. On
découvrit à l'ouverture du cadavre , un
peloton de poux , d'une grosseur monstrueuse.

En voilà assez pour l'histoire & la curation de cette maladie : je vais conclure
ce chapitre par un, ou deux cas de Jaunisse.

Une jeune Dame très-sujette à une
colique hystérique, qui la jettoit fort
fréquemment dans un *ictere* , fut aussi

souvent guérie de ce dernier par la po‑
tïon & l'apozéme suivant.

Prenez de la rhubarbe concassée ʒij. des ta‑
marins ʒſs. du sel de tartre, & du sa‑
fran, de chacun x. grains, faite‑les
infuser à chaud, pendant deux heures,
dans ʒiij. d'eau de chelidoine, & ʒj.
d'eau de gentiane composée ; ajoutez à la
colature ʒj. de sirop de roses solutif.

Cette potion ayant été répétée trois
matins, de deux en deux jours, la Ma‑
lade usa de l'apozéme suivant jusqu'à sa
guérison.

Prenez de la racine de garance, & de la
rapûre d'yvoire, de chacune ʒj. de l'écorce
d'orange confite ʒſs. des feüilles de cheli‑
doine, de marrube blanc, & des sommités
de petites centaurées, de chacune une
poignée, des bayes de genièvre écrasées
Əij. faites‑en une décoction dans ℔iij.
d'eau de fontaine réduite à la moitié ;
ajoûtez‑y sur la fin, ℔ſs. de vin du Rhin ;
mêlez dans la colature dépurée par rési‑
dence ʒſs. de teinture de safran ʒij. d'eau
de vers, & ʒiij. de sirop des cinq racines
apéritives. La Malade prendra ʒiv. de
cet apozéme trois fois par jour.

La Malade étant tombée, près du ter‑

me de ses secondes couches, dans la même jaunisse , je tâchai de réprimer un
peu les symptômes par quelques doux
purgatifs, comme la manne , & quelquefois le syrop de roses solutif. Dégoû-
tée de son apozéme , elle ne voulut plus
prendre que quelques remédes empiriques, prescrits par des Dames de sa con-
noissance ; lesquels augmenterent le mal.
Enfin elle fut délivrée d'un enfant aussi
jaune qu'elle, qui fut néanmoins guéri
en peu de tems par le syrop de chicorée composé , & les eaux distillées de
fraise & d'éclaire , adoucies avec le syrop des cinq racines apéritives. La mere
fut purgée, environ un mois après ses
couches , avec la médecine déja prescrite ; mais rebutée de tout autre reméde , je ne pus la résoudre qu'au seul usage des eaux de *Spaw*, dont elle but une
bouteille par jour pendant un mois.
Elle y ajoûtoit un peu de vin à ses repas.
Elle recouvra par cette méthode sa couleur ordinaire , & joüit d'une meilleure
santé qu'elle n'avoit fait quelques années auparavant, quoiqu'elle devienne
encore quelquefois jaunâtre aprés l'attaque de sa colique ; mais cet accident
est bientôt dissipé par le secours des
eaux de *Spaw*.

Sydenham avoit accoûtumé d'envoyer les personnes attaquées de jaunisses rebelles, aux eaux de *Tunbridge*, qu'il faisoit boire à la source.

Mais après tout, certains Auteurs assurent que les meilleures cures de cette espéce ont été opérées par les acides, tels que le tartre vitriolé, le tartre chalybé, & le sel diurétique, décrit dans la Pharmacopée de *Bates*.

Pour moi, je donne la préférence au savon de *Venise*, ou à son défaut, à celui de *Castille*, avec lequel, prescrit surtout de la maniére ci-dessous, j'ai souvent guéri cette maladie, apres avoir tenté inutilement les autres remédes : il n'y en a point, selon moi, de plus efficace que celui-là, lorsque le foye devenu squirreux, empêche la séparation de la bile ; ou lorsque le conduit *Cholydoque* ne se trouve pas entiérement rempli de pierres indissolubles ; accidens d'où procédent ces coliques cruelles, avec des vomissemens bilieux, qui accompagnent la jaunisse :

Prenez du savon blanc de Venise, ou de Castille, le plus pur ʒij. de la rhubarbe en poudre ʒj. du safran coupé menu ʒß. de l'extrait de gentiane ce qu'il en faut pour réduire ces ingrédiens en une masse dont le Malade prendra environ ʒj. de six en six heures, avalant par-dessus ℥iv. de l'apozéme suivant.

Prenez de la racine de garance ℥j. du safran des Indes ʒß. de la plante entiere de grande chelidoine, des sommités de mille-pertuis, de petite centaurée & de marrube blanc, de chacun demi-poignée ; cuisez doucement ces matieres dans ce qu'il faut d'eau de fontaine ; mêlez-y sur la fin de la cuite, ℔ß. de vin blanc, & ajoûtez à ℔ij. de colature, clarifiée par résidence, ℥iß. de sirop des cinq racines apéritives.

J'ai vû plus d'une fois des jaunisses qui avoient résisté à bien des remédes, guéries par le suc des feüilles vertes d'artichaut : reméde cependant qui agissant un peu trop violemment par haut & par bas, ne convient pas à quelques constitutions foibles & délicates.

Pour ce qui regarde le rétablissement de la couleur naturelle de la peau ; sa jaunisse disparoît par les mêmes remédes, qui emportent les obstructions, & rétablissent la santé. Cependant pour hâter sa dissipation, *Hippocrate*, *Galien*, & d'autres Praticiens de marque, conseillent les bains domestiques & les naturels , soit nitreux ou sulphureux. *Syl-vius de le Boe* prescrit, dans la même vûe, les sudorifiques , doués sur-tout d'un sel volatil, qu'il regarde comme utiles , soit qu'ils procurent la sueur ou non. *Paulus* & autres , donnent intérieure-ment le soufre , selon *Massara* (a) , jus-qu'à une dragme ; mais ce reméde est dangereux , sur-tout s'il est pris par des étiques , & des personnes d'un tempé-rament sec & chaud.

La couleur jaune qui reste dans la *conjonctive* , est dissipée par la fumée du vinaigre , reçûe dans l'œil , à une distan-ce convenable.

L'ictere noir , ainsi appellé d'une couleur plus foncée , n'est que la même maladie invétéré , supposant un squirre dans le foye , & la corruption des au-tres viscéres ; corruption qui est bien-tôt suivie de celle de toute la masse san-guine , de l'hydropisie , & enfin de la destruction de la machine. Cependant on peut tenter la cure suivant la pre-miere méthode , avec quelques petites variations , selon qu'elles se trouvent indiquées par la nature des symptômes.

(a) *Lib. 3. cap. 15. de ictero flavo.*

CHAPITRE XII.

Des taches, & des marques différentes, imprimées sur la peau du Fœtus par la force de l'imagination de la mere.

JAcques *Horstius* rapporte plusieurs cas d'enfans marqués de la ressemblance de fraises, de cérises, & d'autres fruits, sur différentes parties du corps, par la force de l'imagination de la mere. Plusieurs de ces marques ne doivent point, selon *Hildan*, être regardées comme entiérement incurables : on peut en tenter la cure selon les parties où elles se trouvent situées ; mais en coupant ces taches & ces tubercules, il faut avoir grand soin d'emporter la racine, & de n'en laisser aucun vestige ; car autrement ils reparoîtroient de nouveau.

Certains qui ont voulu éviter le fer, ont recommandé pour détruire ces marques, de frotter la partie avec le sang de l'arriere-faix : mais ce frivole reméde est justement condamné par *Sergius* (a) qui parle d'une fille qui ayant presque

(a) *Ephem. germ. an. 3. Obs. 198.*

tout le dos de la main de couleur de feu (à l’occasion d’une peur soudaine qu’eut sa mere pendant sa grosseffe, d’être brûlée dans cette partie), frotta, par l’avis d’une vieille femme, l’endroit affecté avec le fang d’un *placenta* : mais bien loin d’enlever la marque, il caufa dans la partie, une inflammation violente, avec un gonflement & une douleur confidérables, dont le Chirurgien n’arrêta le progrès qu’avec peine.

La meilleure maniere, felon *Willis* (a), d’emporter les taches maternelles, eft par la fection : cette opération eft aifée fi la tumeur peut être liée avec un fil, & qu’on puiffe commodément intercepter l’abord des humeurs par les fecours convenables. Mais il faut bien prendre garde de ne bleffer aucune artere, aucun nerf, ni aucun gros vaiffeau. Si, dit le même Auteur, la nature fouffre la perte du nez, d’une oreille, ou d’un œil, fans danger de la vie, pourquoi la même chofe n’arriveroit-il pas à l’égard de ces productions bâtardes ? On trouve dans l’endroit cité, l’exemple d’un enfant, heureufement guéri de plufieurs excroiffances molles fur les paupieres.

(a) *Act. Danic. an.* 74. *Obf.* 83.

Voici ce que je penfe fur cette ma-tiere.

Premiérement, on ne doit point fe mêler des monftres, mais laiffer à la loi civile, après le jugement des Mé-decins, à décider quels font ceux qu'on doit détruire, & ceux à qui on doit laiffer la vie.

Les membres contrefaits & défigu-rés, font fouvent remis dans l'ordre na-turel, par le fecours de la Chirurgie, & des inftrumens convenables. On peut voir un exemple de ce fait dans *Hildan* (*a*) ; & j'en pourrois donner un moi-même d'un enfant, aujourd'hui homme puiffant & robufte ; qui né avec les deux pieds tournés, dè maniére qu'il mar-choit fur fes chevilles, fut cependant remis fermement fur fes pieds par le fe-cours d'atteles, & du bandage conve-nable ; avec une petite plaque d'acier depuis le talon jufqu'au genou ; le tout porté durant environ fept ans.

On tenteroit en vain d'emporter les décoloremens de la peau, tels que la rougeur occafionnée par l'envie du vin, &c. La cicatrice qui réfulteroit de la cure, fi l'accident pouvoit en admettre, feroit plus difforme que la marque mê-me.

(*a*) *Cent. 3. Obf. 56.*

La deſtruction des grandes excroiſſances, reſſemblantes à des fruits, ou à
des viandes que la femme enceinte a
déſirés, ſans les avoir obtenus, tire
ſouvent à conſéquence; & cela non-
ſeulement parce que ces excroiſſances
ſont diſpoſées à dégénérer en ulcéres
malins; mais encore à cauſe de l'hémorragie qui peut être occaſionnée dans
l'extirpation, par le grand nombre de
vaiſſeaux qu'elles reçoivent. D'ailleurs
ſi elles ne ſont entiérement déracinées,
elles paroîtront de nouveau, & ſeront
plus rebelles, & plus incommodes qu'auparavant; enſorte qu'avant de les entreprendre, il faut bien examiner les parties où elles ſont ſituées, celles où elles
joignent, & où elles communiquent;
les vaiſſeaux qui les nourriſſent; leur
étendue, leur profondeur. Enfin ſi elles
peuvent être brûlées avec ſûreté par le
cautére actuel ou potentiel, ou coupées avec le biſtouri.

Je n'ai eu le courage d'entreprendre
que celles qui reſſembloient aux petits
fruits, comme ſont les envies de gro-
ſeilles, de cériſes, de framboiſes, de
mûres; & je ne l'ai même fait que lorſqu'elles ſe ſont trouvées bien ſituées;
& avec une ſurface peu étendue : ou

lorsque leur bâse a été petite , & l'excroissance elle-même molle & pliable , sans inflammation , sans dureté, ni couleur livide ; enfin sans soupçon d'aucune malignité cachée : d'où j'en ai vû dégénérer en cancers.

Le tems de l'extirpation est la saison qu'elles paroissent les plus pâles, les plus molles , les plus plattes , & les moins incommodes : car quelques-unes de ces envies , comme les fruits qu'elles ressemblent, ont leur tems de maturité & de flétrissure , quoiqu'elles ne tombent , ni ne meurent jamais entiérement d'elles-mêmes.

Si elles ne tiennent que par un *pédicule* , je conseillerois la ligature , avec la précaution , après la chûte de l'excroissance , de détruire la racine avec le cautere , ou quelque caustique ; autrement c'est un hazard si elle ne reparoît pas la saison prochaine. Il faut avoir la même attention si la tumeur est emportée par le bistouri ; après quoi j'applique sur l'endroit un petit cautere pointu , qui prévient l'hémorragie , détruit les petites fibres qui lioient l'excroissance , & corrige la malignité , s'il y en a. La plaie se traite ensuite comme une brûlure ordinaire.

Fabrice Hildan (a) ayant été appellé pour le fils d'un Sénateur de *Berne*, qui avoit une excroiſſance ſur la partie ſupérieure du nez, reſſemblante à une céríſe; il en entreprit la cure comme il ſuit.

Il paſſa une aiguille, enfilée d'un fil, à travers le corps de la tumeur, & la tirant à lui, il commença de la ſéparer tout-au-tour avec le biſtouri : mais la pointe, tournée du côté du front, ayant ouvert un vaiſſeau ſanguin, le ſang qu'il fournit, joint aux mouvemens de l'enfant, l'empêcha de continuer l'opération ; ſur quoi, ſe contentant d'emporter ce qu'il avoit cerné, il panſa la plaie avec les aſtringens. Ayant apperçu lorſqu'il leva l'appareil quelques reſtes de l'excroiſſance, il entreprit de les conſumer avec ſon eſcarotique, fait de cendres gravelées, & de chaux vive. Puis il fit ſéparer l'eſcarre avec un mélange de térébenthine, de gomme, élemi, &c. & répétant l'eſcarrotique juſqu'à la parfaite deſtruction de la chair étrangere, il procura enſuite une bonne & ferme cicatrice.

Le même *Hildan* avertit le Chirurgien dans l'endroit cité, de ne laiſſer

____
(a) *Cent.* 5. *Obſ.* 46.

aucune partie de l'excroiſſance, s'il ne
veut pas avoir la mortification de la voir
reparoître ſous ſa premiere forme, comme il dit l'avoir éprouvé lui-même à l'é-
gard d'une jeune fille : lui ayant laiſſé
quelque choſe d'une envie de la groſſeur d'une prune, qu'elle avoit ſur le
front, la tumeur repouſſa, & il ſe vit
dans la néceſſité d'en venir à une ſeconde opération.

Il faut bien prendre garde dans l'uſage des cauſtiques, qu'en ſe répandant
trop loin, ils n'endommagent les parties
inférieures, ou celles des environs, &
qu'ils ne produiſent par-là une eſcarre
difforme, & beaucoup plus étendue
qu'il ne faut.

Le même Auteur recommande dans
les excroiſſances en queſtion, l'uſage
du précipité rouge, lavé & édulcoré.
Ce reméde a, de ma connoiſſance, ron-
gé quelquefois ces tumeurs fongueuſes,
détergé & diſpoſé l'ulcére à la cure,
procurée enſuite par les incarnatifs ordinaires. On peut voir dans la même
obſervation, un autre exemple de guériſon opérée par le cauſtique. Je finirai
ce chapitre par le récit de deux, ou trois
cas qui ſe ſont préſentés dans ma pratique.

Une Demoiselle de mon voisinage, qui avoit une envie de framboise près du sourcil, exactement ressemblante à ce fruit, ayant heurté vivement son front contre les aîles du chapeau de paille d'une Païsanne, l'excroissance fut coupée par le milieu ; ce qui occasionna une douleur vive, & une hémorragie qu'on eut de la peine à arrêter durant plusieurs jours, jusqu'à ce qu'enfin la partie affectée se couvrant d'une croûte, la Demoiselle ne voulut plus user d'aucun topique dans la croyance superstitieuse qu'il étoit criminel de vouloir détruire une marque que Dieu lui avoit, disoit-elle, envoyée. Mais fort épouvantée un matin, que la croûte avoit été emportée par accident, de se voir le visage & le col noyés de sang, elle me fit promptement appeller pour arrêter seulement l'hémorragie.

Déterminée par mes instances à la destruction parfaite de l'excroissance, je brûlai avec mon escarrotique jusqu'à ce que je crus avoir détruit tout le *fungus*, & pénétré jusqu'à sa racine ; je pansai ensuite l'escarre avec un plumaceau chargé de *basilicum*, & trempé dans l'huile de térébenthine chaude. J'apperçûs, à mesure qu'elle se séparoit,

roit, que j'avois à la vérité pris toute la circonférence de la marque, mais que la chair paroiſſoit grenée dans quelques endroits du fond, & ſemblable à la ſurface de l'envie. J'en touchai quelques-uns avec la pierre infernale, & d'autres avec le bout de ma ſonde trempée dans le beurre d'antimoine. Mais je découvris après la chûte de toute l'eſcarre, que la chair étoit par-tout de la même nature juſqu'au péricrâne. Quelque perſonne officieuſe mit, peudant mon abſence, dans l'eſprit de la Malade, qu'elle avoit le crâne ouvert juſqu'au cerveau ; ce qui l'indiſpoſa beaucoup contre mon entrepriſe. Cependant je diſſipai ſes craintes ſur le danger, & lui promis non-ſeulement de cicatriſer la plaie, ce qui ne paroiſſoit pas difficile, mais encore de donner tous mes ſoins pour que l'excroiſſance ne reparût plus, & ne lui cauſât à l'avenir ni douleur, ni inquiétude.

Après avoir donc pénétré avec mon eſcarotique auſſi loin qu'il convenoit, je remplis la playe de précipité rouge, & je l'y laiſſai pendant deux jours avec le digeſtif par-deſſus. Les reſtes de l'excroiſſance ayant ſuivi l'appareil, le péricrâne parut beau & bien net, quoi-

L

qu’un peu enflammé ; ce qui me fit ,
pour en prévenir la fuppuration , panfer
la playe avec les lénitifs , & hâter l’incarnation : mais malgré tous mes efforts , le crâne fut découvert de la grandeur d’une petite paillette , fans fouffrir
néanmoins aucune exfoliation. Enfin il
fe forma une belle cicatrice , excepté que
la peau refte tant foit peu tendue &
collée fur l’endroit ; mais elle eft d’ailleurs douce & unie ; & j’ofe dire que la
cure eft parfaite.

Si j’avois cru cette tumeur auffi pro-
fonde , j’aurois fans doute été moins
empreffé à en entreprendre la cure ; à
moins que je n’y euffe été follicité par
la malade même ; mais ne découvrant
qu’après coup la nature de ce *fungus* , je
réfolus de le fuivre jufqu’au crâne , plutôt que de le laiffer reparoître au défa-
vantage de la patiente , & à mon propre deshonneur.

Appellé pour un enfant devenu lou-
che à force de jetter la vûe fur une envie de grofeille , fituée vers le grand
coin de l’œil , & qui devenoit tous les
jours plus grande ; je réfolus , à raifon
de fa bâfe étroite , de l’emporter par la
ligature. En conféquence , de retour
deux ou trois jours après chez le jeune

Malade, je le plaçai dans l'attitude convenable, fur les genoux d'un Domeftique, & tandis qu'un Affiftant tenoit l'excroiffance avec des pincettes, je fis ma ligature avec une foie cirée. Mais comprenant que l'enfant ne fouffriroit pas aifément qu'on ferrât de nouveau la ligature s'il en étoit befoin, je la liai fuffifamment du premier coup, j'en coupai les bouts, & appliquai un défenfif tout-au-tour, au milieu duquel j'avois fait une ouverture pour donner paffage à la tumeur. L'enfant avoit été faigné le jour précédent, & avoit pris un lavement le matin du jour de l'opération, dans la vûe de prévenir la fiévre, l'inflammation, ou l'ophtalmie : précautions extrêmement néceffaires dans ces opéra-- tions légéres, ainfi que dans celles de plus grande importance. Les parens épouvantés le lendemain matin par l'inflammation de l'œil, l'enflûre des paupieres, & le pouls fébrile, m'envoyérent dire qu'il falloit abfolument couper la ligature. Arrivé chez eux, je trouvai une fluxion confidérable aux environs de la partie ; l'excroiffance étoit livide, paroiffoit prefque toute mortifiée, & prête à tomber ; cependant, pour complaire au défir des parens, je fis porter l'enfant vers la fenêtre, après leur avoir déclaré mon intention, & tandis que le bonnet étoit renversé sur l'œil sain, & que le pere tenoit avec le doigt la paupiere tirée sur l'œil malade, je passai mes cizeaux au-dessous de la ligature, & j'emportai l'excroissance d'un seul coup ; ce qui fut exécuté sans que l'enfant se plaignît, & presque sans effusion de sang. Faisant signe alors au Domestique que j'avois chargé de faire rougir le bouton de ma sonde, de me l'apporter, je l'appliquai doucement sur la racine de la tumeur ; après quoi je mis sur l'escarre un plumaceau chargé de *basilicum*, & fis une embrocation sur les parties avec l'huile-rosat. Je pansai ensuite la brûlure avec mon cérat de pierre calaminaire. La fluxion & la fiévre disparurent dans deux ou trois jours par cette méthode, & dans deux ou trois de plus, la playe fut guérie. Elle est aujourd'hui si bien cicatrisée, qu'il en reste à peine aucun vestige.

Voilà les maladies cutanées en général, dont nous avons cru devoir traiter dans la premiere partie de cet Ouvrage : nous n'ignorons pas qu'il y en a quelques autres mentionnées par les Anciens ; & d'autres qui peuvent être rapportées à celles dont nous avons déja parlé, ou dont nous parlerons dans la suite ; ainsi si nous ne nous étendons pas ici davantage là-dessus, nous nous attendons à l'indulgence du Lecteur ; sur-tout s'il fait attention que le titre de ce Livre ne désigne point un traité exact & complet des maladies de la peau.

Quant aux *cornes*, j'en passerai sous silence l'histoire & l'ætiologie, attendu qu'elles ont généralement leur origine au-dessous de la peau, dans les cartilages, les ligamens, & les os mêmes. On peut voir des exemples de ces excroissances dans *Zacut. med. prax. admir. lib. 2. obs.* 188. Dans *Fallope*, *de part. simil. cap.* 7. Dans *Ingrassias*, *de tumor. Tract.* 1. *cap.* 1. Dans *Lanfranc*, *tract.* 3. *doct.* 2. *cap.* 3. Dans *Alex. Benet*, *anat. lib.* 1. *cap.* 14. Dans *Plater*, & divers autres ; comme parmi les *Arabes*, *Avicenna septima quarti*, *Tract.* 3. *cap.* 14. *Avenzoar*, *lib.* 2. *cap.* 5. Consultez sur la maniere de l'extirpation, *Skenkius*, *Dalechamp*, *Gabrolius*, & autres, dont nous ne nous arrêterons pas davantage à faire l'énumération.

DES MALADIES

DE LA PEAU,

Qui arrivent à quelques endroits
particuliers du corps.

SECONDE PARTIE.

CHAPITRE I.

*De la chûte des Cheveux, & de leurs
autres maladies.*

NOus n'entrerons point ici dans
la difpute fi les cheveux font excrémens, ou parties propres du corps;
ni dans leur divifion en ceux qui font nés
avec nous ou après nous. *Diemerbroeck*
les compare au polipode, ou aux autres petits rejettons fibreux d'un vieux
arbre, qui continüent à croître après la
mort de ce dernier, par une végétation

propre, & différente de celle de la racine
ou du tronc d'où ils procédent ; de même qu'on obferve que les cheveux croif-
fent après la mort du corps où ils appar-
tiennent (a).

Nous avons parlé de la ftructure des
poils dans l'introduction à cet Ouvrage ; nous allons traiter à préfent de
leurs maladies , parmi lefquelles nous
plaçons leur chûte , fur-tout la chauveté;
accident nommé par les Grecs *Alopecia* ,
à vulpe , parce que cet animal y eft fujet
dans fa vieilleffe ; ou *Ophiafis* , de ce que
les endroits chauves paroiffent par - ci ,
par-là comme les tortillemens d'un ferpent. Les *Arabes* , qui donnent le nom
de *Tyria* à toutes les efpéces de ferpens ,
ont impofé le même à cette maladie.
Celfe , & d'autres Auteurs l'appellent
Area , qui fignifie tout endroit nud ,
vuide , & uni. Les *François* , felon *Paré* ,
la nomment *Pélade* ; quoique le nom
Pelada , ou *Pilarella* , eft pris chez *Fo-
reftus* pour toute chûte de poils , foit de
la tête , de la barbe , des fourcils , &c.
Les *Latins* défignent toute affection de
cette efpéce , fous le nom général d'*Im-*

(a) Cette croiffance des cheveux après la mort,
eft une erreur vulgaire , démontrée par l'expérience.

minutio, ou de *Defluvium pilorum* ; les dénominations particulieres étant généralement prises des parties même, ou de la maniere dont elles sont affectées. Ainsi lorsque le devant ou la partie supérieure de la tête est attaquée, comme il arrive dans les vieillards, ou après des maladies; ils donnent à cet accident le nom de *Calvities*, chauveté ; quand c'est les cils, les *Grecs* le nomme *Madarosis*. Mais en voilà assez sur ce sujet.

La cause en général, est, selon les Anciens, un flegme salin, corrosif, & *aduste*, qui ronge & consume les racines des poils : ou, selon quelques modernes, une matiere excrémenteuse âcre, qui, ramassée aux environs des mêmes racines, corrompt leurs sucs nourriciers, ou en fournit elle-même d'autres à leur place.

Galien (*a*) met parmi les causes externes, 1°. les champignons vénéneux. Plusieurs autres poisons, pris intérieurement, peuvent aussi avoir le même effet. 2°. Le mal vénérien, la petite vérole, & tout ce qui ronge & corrompt extérieurement les racines des poils, ou vicie leur suc nourricier par le mélange de quelque mauvais levain. 3°. La

(a) *Lib. I. de comp. med. secund. locos. c. 2.*

mauvaiſe conformation des pores cutanés qui leur donnent paſſage. Trop re-
lachés , ils ſont hors d’état de les ſoute-
nir : trop reſſerrés , ils en interceptent
la nourriture ; d’où réſultent la mort ou
le deſſéchement des poils, & une indication différente dans la cure.

Cette maladie eſt évidente par la
vûe : mais il y a , ſelon quelques-uns ,
cette diſtinction à faire , que ſi les poils
tombant ſeuls , ils laiſſent la peau ſaine
& entiére , c’eſt une *Alopécie* ſimple ; au
lieu que ſi la cuticule ſe ſépare avec eux ,
ou ſi la peau eſt excoriée , c’eſt un
Ophiaſis. La premiére n’a ni figure , ni
grandeur déterminée , & arrive à toutes
les parties. L’autre, dit Celſe , *incipit ab
occipitio, duorum digitorum longitudinem non
excedit, ad aures , duobus capitibus ſerpit ,
quibuſdam etiam ad frontem , donec capita
ſua jungantur.* L’Alopécie arrive à tout
âge ; l’*Ophiaſis* eſt plus particulier aux
enfans.

Cette incommodité entraîne avec
elle peu de danger ; mais elle eſt accompagnée de beaucoup de difformité
& de déſagrément ; juſques-là que les
Eſclaves , parmi les *Romains*, attaqués de
cette indiſpoſition , étoient vendus , au

rapport de *Sennert* (*a*), à un prix beaucoup plus bas.

Le prognoſtic de la maladie en géral , qu'elle ſoit curable ou non , doit ſe prendre des différentes circonſtances qui l'accompagnent : ainſi la chûte des cheveux , qui a pour cauſe le défaut de nourriture, ou l'épuiſement de l'humide radical, comme dans les Vieillards , eſt incurable ; de même que celle qui procéde de quelque eſpéce de teigne, ou de lépre : celle enfin , où la texture de la peau a été fort endommagée par les eſcarotiques, les brûlures, les ulcéres , & tout ce qui fait ſolution de continuité. Mais ſi la bleſſure eſt ſuperficielle , comme dans la ſimple excoriation de la cuticule , ou ſi l'accident vient de la fiévre , de la vérole, ou d'un poiſon pris intérieurement , il y a eſpérance de guériſon , pourvû que la maladie eſſentielle puiſſe étre emportée. Cette indiſpoſition eſt dans les gens étiques & conſomptifs , l'avant - coureur de la mort , ſelon cet Aphoriſme d'Hippocrate : *Quibus tabe laborantibus , capilli de capite defluunt , hi , alvi fluxu ſuperveniente , moriuntur.*

(*a*) *Pract. lib. 5. pars 3. ſect. 2. c. 4. de Alopeciâ.*

La cure exige la faignée, la purgation & une diéte convenable : les errhines & les *apophlegmatifans* conviennent pour attirer & emporter les humeurs nuifibles, & les humidités fuperflues de la tête. Quant aux topiques, après avoir rafé les cheveux qui reftent fur la partie chauve, on doit fe fervir de fomentations de différentes efpéces, felon les différentes indications ; ou bien on peut, dit *Ambroife Paré*, laver la tête avec une leffive, où l'on a fait boüillir les racines d'iris de Florence, & d'aloës ; tandis qu'on emploie d'autres remédes propres à ouvrir les pores & à attirer les fucs nourriciers, fur-tout s'ils font bons & loüables, dans les parties externes ; mais fi l'*Alopecie*, dit le même Auteur, vient du défaut de nourriture, on frottera la partie avec un linge groffier, ou les feuilles de figuier, ou un oignon, jufqu'à ce qu'elle devienne rouge. *Avicenne* approuve encore les fangfues & les légeres fcarifications ; d'autres confeillent de piquer la partie avec une aiguille, & d'y appliquer enfuite l'onguent de *Labdanum*, la fiente de pigeon, l'herbe aux poux, l'huile de Bayes de laurier, la térébenthine & la cire, & les autres *Rubefacians* qui peu-

L vj

vent fufciter la chaleur dans les parties, & y attirer par-là les fucs nourriciers. On fait ordinairement trois efpéces de ces derniers remédes ; les doux, les moyens & les forts : en voici une formule de chacun :

Prenez du rofeau brûlé & des amandes améres avec leur peau, de chacun ʒij. de l'encens, ℨj. de l'huile de camomille compofée, ℨj. & un peu de cire, mêlés felon l'art.

Prenez de la poudre d'amandes améres grillées, ʒij. de la femence de Roquette, ʒj. de l'hellébore, ʒß. de la graiffe d'ours & de celle d'oye, de chacune ℥ʋ. & ce qu'il faut de cire pour un liniment.

Prenez de l'euphorbe, de la férule & de l'huile de laurier, de chacun ʒij. du foufre vif, & des deux hellébores, de chacun ℨj. de la cire, ce qu'il en faut pour un onguent.

Maffara fubftitue le creffon & la femence de Roquette à la férule & à l'euphorbe ; & la poix liquide à l'huile de laurier, fur-tout quand on ne peut pas avoir les autres bons. Certains prétendent que lorfque la friction de la partie avec des gros linges, n'y attire pas la rougeur, la maladie est incurable; & que plutôt cette rougeur paroît, & plus la cure est prompte & assûrée.

Plusieurs Auteurs regardent la graisse de serpent comme un des plus excellens remédes pour faire revenir les cheveux dans les parties chauves; si l'on oint ces derniéres avec cette graisse, après les fomentations & les frictions convenables. La graisse de taupe, & celle d'ours sont aussi recommandées. Elles font un des ingrédiens ordinaires de ces espéces de compositions.

Prenez une anguille grasse, faites-la cuire dans l'eau, ajoûtez à la graisse que vous en retirerez, demi-once de celle d'ours, & deux dragmes de miel, mêlés pour un liniment.

Ou,

Prenez de l'huile d'aurone, ℥j. des graisses de lapin & de taupe, de chacune ℥ß. des noix & de l'aurone brûlés, de chacun ℥iij. du miel, ℨß. mêlés pour un onguent.

On recommande, dans la même vûe, la décoction des racines de patience sauvage & de cabaret.

Dioscorides loüe beaucoup le Labdanum mêlé avec la myrrhe. Ce reméde échauffe, resserre & fortifie les parties,

Galien donne de grandes loüanges au liniment suivant :

Prenez du bon Labdanum, demi-once, de l'huile de lentisque une once, mêlés.

Mais si la chûte des cheveux est symptôme de quelque maladie ; ou si elle procéde de la grandeur excessive des pores, ou du relâchement de la peau, les remédes suivans auront lieu :

Prenez des roses séches, des balaustes & de l'écorce de grenade, de chacun ʒij. de l'huile commune ℥iv. du vin noir astringent ℥ij. Faites boüillir ces matiéres jusqu'à la consomption du vin ; ajoûtez ensuite du labdanum & de la myrrhe, de chacun ℥iij. du capillaire en poudre ʒj. mêlés.

Ou,

Prenez du politric & du capillaire, demi-poignée, des fleurs de myrthe, des roses & de l'absinthe, de chacun une poignée ; faites-les cuire dans parties égales d'huile douce & de vin rouge astringent, jusqu'à la consomption de ce dernier. Ajoûtez à trois onces de colature, une once & demi de labdanum, & demi-once de mastich en poudre.

On pile le Labdanum & le mastich dans

un mortier, avec un pilon chaud ; on y
verse l'huile peu-à-peu , & on répand
ensuite quatre onces de poudre de capillaire sur la matiére en la remuant exactement. On se sert de ce reméde en
onction.

Haffenresser loüe beaucoup dans le
même cas l'eau distillée suivante :

Prenez de la racine de patience sauvage,
℥iv. du capillaire , deux poignées , de
l'eau de fontaine & du vin blanc, de cha-
cun une livre. Faites macérer ces matié-
res pendant la nuit , grossiérement inci-
sées : distillez ensuite jusqu'à ce qu'il ne
reste que demi-livre de la liqueur dans la
vessie. Servez-vous de cette eau distillée
matin & soir , en vous peignant.

Si l'on ajoûte à cette eau un peu de
celle de miel , elle sera encore plus efficace.

Les *Simples* que *Sennert* (a) conseille
après les frictions , les fomentations ,
&c. sont la moûtarde , le cresson , la
racine de lys blanc : remédes qu'il dit
faire revenir les poils sur les parties brûlées : la semence de Roquette , le nitre ,
l'huile de laurier, la poix liquide, le soufre , la poudre & la cendre d'Aurone ,

(a) *Loco suprà citato.*

les racines de cyclamen & d'hellébore, la semence de staphisaigre & la fiente de pigeon. Il place parmi les plus chauds & les plus forts, la férule & l'euphorbe.

On doit avoir égard, dans l'usage de ces remédes, à l'âge, aux forces & au tempérament du Malade, de même qu'à l'ancienneté de la maladie : car les forts pourroient beaucoup préjudicier aux personnes délicates, & les foibles seroient de peu d'avantage aux constitutions fortes & rustiques, sur-tout si la maladie étoit opiniâtre & ancienne.

Les remédes composés du même Auteur sont les suivans :

Prenez des feuilles de roseau brûlées, ʒß. du hérisson calciné, ʒj. de la fiente de rat, ʒij. Broyez ces matiéres avec du vinaigre, & oignez-en la partie.

Ou,

Prenez des feuilles de roseau brûlées, ou de leurs cendres ; des poils de chévre aussi brûlés ; du capillaire, de la graisse d'ours, & de la poix liquide de cédre, de chacun parties égales, mêlés.

Ou,

Prenez des rats domestiques & du linge brûlés, des dents de cheval calcinées, de la graisse d'ours, de celle de cerf, & de

l'écorce de roseau, de chacun parties égales ; du miel, ce qu'il en faut pour un
onguent.

Il prescrit dans les constitutions robu-
stes, lorsque le mal est enraciné, l'onguent formulé ci-dessus, composé avec
l'euphorbe, la férule, l'huile de laurier, &c.

Dans l'*Alopécie* légere & dans les tempéramens délicats on peut se servir d'un
liniment fait avec l'Aurone, ou la racine de cane brûlée, & l'huile de laurier,
ou la poix liquide.
Ou,

Prenez des semences de roquette, de cresson,
& du nitre, de chacun parties égales que
vous mêlerez avec ce qu'il faut d'huile de
laurier pour un liniment.

L'onguent suivant est encore plus doux,
& plus propre pour les femmes, & les
enfans.

Prenez de l'aurone, des cendres de racine
& d'écorce de roseau, & de l'encens en
poudre, de chacun parties égales ; de la
graisse d'ours & de l'huile d'amandes
améres, aussi parties égales, & ce qu'il
en faut pour former un onguent.

On peut rendre ce topique plus fort

en y ajoûtant de l'écume de mer, du soufre vif, de la semence de Roquette, du nitre, &c. ou on peut se servir du suivant qui est encore plus fort.

Prenez de la moûtarde, de la férule & de la semence de cresson, de chacune parties égales ; réduisez-les en poudre subtile, & y ajoûtez de l'huile de laurier & de la résine, ce qu'il en faut pour former une emplâtre selon l'art.

L'usage de tous ces remédes demande, comme nous l'avons déja insinué, de la circonspection, non - seulement eu égard à leur force, mais encore au tems de leur continuation, qui ne doit pas s'étendre au-delà du moment que la partie paroît rouge, ou que le Malade se plaint d'une chaleur incommode & douloureuse. Ceci doit nous porter à être attentifs à regarder souvent, chez les enfans, si les parties paroissent irritées, ou enflammées ; & dans ce cas on en doit venir à quelque douce embrocation anodine faite avec l'huile-rosat, ou celle d'anet, &c. Sans cette précaution la peau pourroit être fort endommagée par la corrosion des forts topiques continués trop long-tems ; d'où suivroit une *chauveté* perpétuelle, sinon quelque chofe de pis ; comme le remarque *Chriftoph. à Vega*, qui dit avoir vû quelquefois cette indifcrétion devenir fatale.

L'ufage du *Labdanum* dans cette maladie, eft en grande eftime chez les Auteurs. Il y en a qui après avoir fait rafer la tête, & l'avoir fomentée avec une décoction de fœnugrec, difent l'avoir employé avec fuccès, diffous dans l'huile de maftich.

Pour faire croître, autant que l'art peut le permettre, la barbe aux adultes, non trop efféminés, ou rémedier à fa chûte, il faut après avoir rafé le poil follet, frotter doucement la partie avec un linge, dans la vûe d'en ouvrir les pores, & d'y attirer la nourriture : on l'oint enfuite avec l'onguent fuivant, en fe mettant au lit.

Prenez de l'huile , où vous aurez fait boüillir de l'aurone , ℥ij. de la cendre d'abeilles , ou de guêpes ℈iß. de la fiente de rat , ʒß. du miel , ℥j. du labdanum , ℥iij. de la graiffe d'ours , ce qu'il en faut pour former un onguent.

Ou ,

Prenez des feuilles d'armoife, ce que vous en voudrez ; faites-les cuire dans de l'huile ,

& oignez les parties avec cette dernière.
Ou,
Prenez de la poudre de semence de nielle, ce que vous en voudrez ; mêlez-la avec suffisante quantité d'huile d'œufs, pour vous en servir en liniment.

Ou, lavez fréquemment la partie avec une décoction d'aurone, de capillaire, de politric, de romarin, & de racine de canne, & l'oignez ensuite avec un onguent fait de Labdanum. Ou,

Prenez des huiles d'anet & de spica, de chacune ℥v. des sommités d'aurone, trois poignées, de la scille ℥iij. du bon vin ℥iiij. Faites boüillir ces matiéres jusqu'à la consomption du vin, & servez-vous de cette décoction.

Je trouve le reméde suivant prescrit pour la chûte des sourcils,

Prenez de l'encens brûlé, & réduit en suïe, ʒij. du mastich & de la résine, de chacun ʒj. mêlés, & frottez-en les sourcils.

Les cheveux sont encore sujets, surtout dans leurs extrémités, à se fendre & à se fourcher. Les Auteurs conseillent alors d'en oindre les bouts avec du fiel, & de les laver ensuite avec une décoction de capillaire ; ou de racine &

de feuilles d'Aurone, & de canne ; ou
de fœnugrec, & de scabieuse ; ou enfin
de scille, de feuilles de sauge & de
myrthe, dans de l'huile. Ou,

*Prenez du fiel de bœuf & du fort vinaigre,
de chacun parties égales ; de l'ail & de la
petite centaurée, ce qu'il en faut ; faites-
en une décoction dont vous laverez la tête.*

Il y a une autre espéce de maladie de
cheveux, où ceux-ci rongés & mis en
piéces par de petits vers semblables à
ceux qu'on trouve dans la vieille cire,
ou les fruits flétris, tombent par morceaux. Ces vers à peine perceptibles
qu'avec le secours du microscope, ne
sont peut-être que les *mites* ordinaires.
Sennert nous dit les avoir vû souvent, &
avoir été consulté sur les moyens de les
détruire. Il leur donne le nom de *Tinea
capillorum*, parce qu'ils rongent & font
des trous dans les cheveux, comme la
teigne en fait dans les hardes. Certains
prennent ces vers pour les lendes ordinaires, ce qui est ridicule ; car ces
derniéres ne font que le nid, ou plutôt
les œufs, d'où les poux sont sortis.

Le même Auteur propose, pour détruire cette vermine, les remédes sui-

vans, dont on se sert en onguent, ou en lotion.

Prenez de la racine de genêt, Ʒij. de la myrrhe, Ʒij. du vinaigre ce qu'il en faut ; cuisez légérement ces matiéres, & servez-vous de la colature.

Ou,

Prenez de la semence d'ortie en poudre, ce qu'il vous plaira ; faites-la macérer dans du vinaigre, & en lavez les cheveux.

Ou,

Prenez de l'ail & de la petite centaurée, de chacun parties égales, faites-les cuire dans du vinaigre, & y ajoûtez du fiel de bœuf.

Ou,

Prenez de la grande ortie ce qu'il vous plaira, faites-la cuire dans de la lessive, & en lavez la tête,

Ou,

Prenez de l'aurone, de l'absinthe & de la racine de benoîte, ce que vous en voudrez. Faites-les cuire dans parties égales d'eau & de vinaigre, & lavez les cheveux de la décoction.

On trouve dans la Pharmacopée de *Mayerne* le reméde suivant, pour faire venir les cheveux sur les endroits chauves.

Prenez des boutons de peuplier, demi-livre,

des fleurs de boüillon blanc & de Trique-
Madame ; de chacune ℥viij. Faites boüil-
lir les boutons pendant un quart-d'heure
avec deux livres de beurre frais , & en-
suite les fleurs durant le même tems , ex-
primez & passez les matiéres, & vous ser-
vez de ce liniment deux fois par jour. Il
opére mieux l'été que l'hyver.

Si vous ajoûtez à ce topique, dit *Mayer-*
ne , les graisses d'ours & d'hérisson avec
de la peau calcinée de ce dernier, & la
racine de férule réduite en poudre subtile ; vous aurez un reméde très - puis-
fant , qui fera couvrir la partie de cheveux dans six semaines. Si la maladie est
invétérée , il faut laver la tête auparavant avec la décoction suivante :

Prenez du capillaire , du politric , du boüil-
lon blanc , du stœchas, du millepertuis , de
la mauve , de la guimauve , de la pa-
riétaire , de la camomille , du mélilot &
de la sauge ; de chacun une poignée. Fai-
tes-les boüillir dans ce qu'il faut d'eau de
fontaine. Ajoûtez-y sur la fin de la cuite,
la septiéme partie de vin. Fomentez la tête
avec des éponges trempées dans cette li-
queur , & oignez-la ensuite avec le lini-
ment décrit ci-dessus.

Le Docteur *Fuller* propose, dans sa Pharmacopée, l'onguent suivant, comme un excellent reméde.

Prenez des cendres d'abeilles & de la fiente de rats, de chacun demi-once ; du baume du Pérou, deux dragmes, du miel, ce qu'il en faut pour un onguent.

A ces remédes j'en ajoûterai encore trois ou quatre, pris de la Pharmacopée de *Bate*.

Prenez des mouches vivantes deux livres, du miel demi-livre, du lait une livre : distillez ces matiéres selon l'art.

Ou,

Faites brûler du papier sur des plaques d'étain ; ramaffez l'huile qui s'y attachera, & oignez-en les parties chauves.

Ou,

Prenez de l'aurone récente, broyée, demi-livre ; de la vieille huile une livre & demi ; du vin rouge demi-livre. Cuifez jufqu'à ficcité de l'herbe, & répétez trois ou quatre fois la même chofe avec de la nouvelle aurone. Ajoûtez deux onces de graiffe d'ours à la colature, & mêlés exactement.

Prenez du Labdanum ʒvj. *de la graiffe d'ours,* ʒij. *du miel* ℥ß. *de la poudre d'aurone d'aurone ʒiij. de la cendre de racine de canne, ʒiß. de l'huile de noix muscade ʒj. du baume du Pérou ʒiij. mêlés pour un onguent.*

Prenez de la racine de souchet long, du roseau aromatique, & des roses rouges, de chacun ʒiß. du benzoin ʒj. du bois d'aloës ʒvj. du corail rouge & du succin, de chacun ʒß. de la farine de fève ʒiv. de la racine d'iris de Florence ʒviij. mêlez ces matières réduites en poudre subtile, & y ajoûtez du musc & de la civette, de chacun v. grains.

Le principal usage de cette poudre répandue sur la tête, est, dit cet Auteur, de faire renaître les cheveux, & d'en affermir les racines. Elle récrée aussi & fortifie le cerveau & la mémoire.

Quant à la couleur des cheveux, nous remarquerons seulement que les cheveux gris des Vieillards, qui leur donnent cet air vénérable qui doit les faire respecter de tous les honnêtes gens, si leur conduite répond à leur âge ; nous remarquerons, dis-je, que ces sortes de cheveux doivent être laissés à eux-mêmes ; puisque leur blancheur n'est que le produit naturel de sucs froids & flegmatiques qui bouchant les pores, ou

les petits vaiſſeaux de leurs racines , les
privent de tout autre ſuc nourricier , &
par conſéquent de leur couleur naturelle. Tout Vieillard qui teindroit ſes
cheveux gris pour reparoître jeune , ne
feroit que ſe rendre la riſée du Public,
ſelon cette Epigramme de *Martial :*

Mentiris juvenem tinctis , Lentine , capillis.
Tam ſubitò Corvus , qui modò Cygnus eras.
Non omnes fallis : ſcit te Proſerpina canum ,
Perſonam capiti detrahet illa tuo.

Mais ſi la chauveté eſt prématurée,
on peut employer les remédes déja décrits : ou ſi les cheveux deviennent gris
dans la jeuneſſe, quelques-uns propo-
ſent de les noircir ; d'autres , & particuliérement les Anciens , conſeillent de
les teindre de couleur jaune , & d'en
former ces boucles blondes ſi admirées
dans les premiers ſiécles , & encore en
grande eſtime chez quelques Peuples.
Mais nous renvoyons tout ceci à l'*Art
Coſmétiqne.*

Voilà pour ce qui regarde l'*Alopécie ,*
concernant laquelle *Maſſara* (*a*) a éta-
bli les régles ſuivantes que nous allons
rapporter.

1. *La chauveté n'admet point de cure ,*

(*a*) *Lib. I. cap. de Alopeciá.*

mais *l'Alopécie & l'Ophiasis peuvent se guérir.*

2. *Il se présente trois indications ; mais quelquefois une ; quelquefois deux suffisent pour la cure.*

3. *Tout le corps doit être évacué, quelquefois par la saignée, toûjours par les purgatifs, souvent répétés, & propres à chasser les humeurs nuisibles.*

4. *On doit purger la tête, principalement par la bouche & les narines, en usant de gargarismes, de sternutatoires & d'apoflegmatismes.*

5. *La matiére arrêtée dans la peau doit être dissoûte par les médicamens discussifs, modérément chauds, peu desséchans, doüés de particules tenues, & quelquefois plus forts.*

6. *On les applique sur la tête rasée, rendue chaude par la friction, continuée jusqu'à ce que la peau reprenne sa peau naturelle.*

On doit porter grande attention au cerveau, lorsqu'on vient à colorer & à teindre les cheveux, ou à se servir des autres différentes applications ; crainte que pendant que nous sommes occupés à orner ces parties du corps, que quelques-uns regardent comme excrémenteuses, nous n'attirions des accidens fâcheux sur la noble résidence de l'ame.

La maladie contraire à l'insuffisance

ou à la chûte des cheveux, est leur trop grande abondance , ou leur naissance dans des endroits où ils ne devroient pas venir. Pour remédier à ces accidens, ou plutôt pour complaire aux désirs du beau sexe, inquiet du désagrément que cet inconvénient donne à leur beauté, les Auteurs ont imaginé certains remédes, ausquels ils ont donné le nom de *Psilothra*, ou de *Dépilatoires* dont l'usage, sur-tout celui des plus forts, demande beaucoup de circonspection, tant par rapport aux parties où on les applique, qu'au tems qu'on les y laisse ; crainte que leurs particules corrosives pénétrant trop profondément, ne laissent une plus grande difformité, que celle qu'on se proposoit d'emporter,

On place parmi les plus doux, l'eau de persil, le suc d'acacia, la gomme de lierre. Les œufs de fourmis sont un peu plus forts : on en compose un *Dépilatoire* encore plus puissant, de la maniéré suivante :

Prenez de la gomme de lierre, ℥j. de l'orpiment, des œufs de fourmis & de la gomme Arabique, de chacun ʒj. réduisez le tout en poudre, & en faites un liniment avec la suffisante quantité de vinaigre.

Le ſuc de Tithymale, mêlé avec l'huile , fait le même effet. *Ætius* prépare
un *Dépilatoire* avec l'hériſſon terreſtre &
l'huile. La diſſolution de la gomme de
ceriſier empêche , ſelon quelques-uns,
les poils de croître ſur les parties , ſi on
les fomente avec ce topique.

Le ſuivant, qui eſt d'*Ambroiſe Paré*, eſt
encore plus fort.

Prenez de la chaux vive , ℥iij. de l'orpiment,
℥j. Diſſolvez la chaux dans l'eau ; ajoû-
tez-y enſuite l'orpiment avec quelques aro-
matiques.

Ou ,
Prenez de la chaux vive & de l'orpiment
jaune , de chacun ℥j. de l'amidon & de la
litarge , de chacun ℥ß. broyez ces matié-
res, incorporez-les avec de l'eau commune,
& les faites bouillir.

On connoît , dit *Paré*, que la cuiſſon
eſt parfaite lorſque la barbe d'une plume miſe dans la décoction , tombe immédiatement.

D'autres fomentent doucement la
partie avec de l'eau où l'on a fait trem-
per, un moment, parties égales de chaux
vive & d'orpiment réduits en poudre, &
pliés dans un noüet.

Sennert place parmi les plus forts dé-

pilatoires, le *lixivium capitale*, la chaux vive, les œufs de fourmis, la fandarac, l'arfénic, l'orpiment, les huiles de foufre & de vitriol ; la plus douce efpéce d'aloës, l'alun, les cendres de coquillages, de chêne & de figuier ; les racines de bryone & d'hellébore noir, le plomb brûlé, l'antimoine calciné, le *mify*, le *fory*, &c.

Mais la prudence exige, comme nous l'avons déja infinué, qu'on ne tente aucun des dépilatoires rapportés, que fous les yeux de quelque habile Chirurgien qui puiffe obvier aux accidens, fouvent occafionnés par la vertu corrofive de quelqu'un des ingrédiens.

Avant que de finir ce Chapitre, nous parlerons d'une incommodité dont *Ariftote* (a) fait mention fous le titre de *Malum pilare :* ou *pilaris morbus.* Nos François, dit *Paré*, nomment cette indifpofition, *Cridones*, peut-être *à crinibus*, à caufe de la douleur qu'on reffent alors, aux cheveux. *Wier* & *Horftius* en traitent fous le nom de *Dracunculi* ; quoique quelques-uns prétendent que ce font deux maladies différentes. Ces dragonneaux font, felon quelques Anciens, des efpéces de petits vers, quel-

______
(a) *Hift. Animal. l. 7. c. 11.*

quefois vivans, qui s'engendrent dans les parties musculeuses des bras, des cuisses & des jambes. Mais j'avoue que je n'en ai jamais vû, ni n'en trouve aucune mention que chez quelques Anciens. Vous pouvez consulter sur ces vers, ou dragonneaux, *Sennert* (*a*) & *Paré* (*b*) ; mais celui-ci qui diffère extrêmement du premier, prétend que ce qu'on appelle *Dracunculus*, n'est qu'un abscès ou tumeur sinueuse, sans aucune espéce de vers, dont la cure est la même que celle du *Phlegmon*.

Quant au *Morbus pilaris* proprement dit, il vient, dit-on, de ce que les poils poussés trop foiblement contre la peau, sont retenus au-dessous de celle-ci ; ce qui arrive sur-tout au dos des jeunes enfans ; où ces poils piquant & irritant par leurs extrémités, les filamens nerveux, ils jettent ces jeunes créatures dans des vives agitations, & leur font faire des cris continuels. Ces poils forment quelquefois une petite tumeur à la surface de la peau, semblable à un petit abscès ; & alors on doit les arracher avec des pincettes : on les trouve souvent de la longueur d'un demi-

(a) *Prax. lib. pars 2. cap. 24.*
(b) *Lib. 8. cap. 23.*

M iiij

pouce, & même plus longs, selon quelques-uns. *Hildan* rapporte, si je ne me
trompe, avoir délivré un de ses enfans
de cette incommodité, en arrachant
les poils.

Ambroise Paré recommande, pour
procurer le passage de ces poils à travers la peau, de fomenter cette derniere avec de l'eau tiéde, & d'y appliquer
ensuite un onguent composé avec le
miel, & la farine de froment. D'autres
conseillent le sang-dragon réduit en ca-
taplasmes avec l'esprit de vin ; les uns,
ce que je ne sçaurois approuver, une
emplâtre de levain, & d'orpiment ; les
autres, la poudre de verre, incorporée
avec du miel, ou une décoction de
cerfeuil mêlée avec du vinaigre, pour
bassiner la partie ; d'autres enfin, pres-
crivent une lessive de cendres de chêne,
où l'on a fait cuire de la racine de bryone. Mais en voilà assez sur une maladie
qu'on voit à peine une fois dans la vie.
Il ne paroîtra cependant pas si étrange
qu'il naisse des poils sous la peau, si l'on
fait attention qu'on en trouve souvent
dans des endroits plus extraordinaires,
comme dans le cœur, le foie, les reins,
dans quelques espéces d'abcès, les tumeurs *enchystées*, & très-fréquemment

dans les ovaires des femmes; où j'ai vû des pelotons de poils, avec des poignées de fable, de craie, de cendres, & d'autres femblables matieres. On en a obfervé auffi dans les mammelles des femmes; on en a vû fouvent fortir par la voie des urines, dans la maladie nommée *trichiafis*. Quelques Auteurs foutiennent que ces poils avoient été avalés par accident, & évacués enfuite par l'uréthre; ce que d'autres difent être contredit par la ftructure des parties; incapables, à raifon de leurs différentes courbures, plis, & détours, d'admettre de pareilles fubftances; ils concluent de-là que ces dernieres ne font point des véritables poils avalés, ou engendrés dans le corps; mais quelque chofe d'approchant ou de femblable. Le Lecteur peut voir les raifons pour & contre dans *Ariftote Hift. animal. lib.* 7. *c.* 11. dans *Pline, Hift. nat. lib.* 32. *c.* 10. dans *Alfaharavius, Prax. tract.* 14. *c.* 2. dans *Alex. Benedictus Anatom. lib.* 3. *c.* 4. dans *Vefale, de corp. hum. fabr. lib.* 5. *c.* 18. dans *Rondelet, Hift. aquatil. cap. de cancro fluviali;* dans *Chrift. à Vega, art. med. lib.* 3. *c.* 10. *fect.* 6. dans *Mercurialis variar. lect. lib.* 5. *c.* 4. dans *Cardan de varietate, lib.* 8. *c.* 44. & enfin dans

Th. Avega comment. ad lib. 6. c. 3. de loc. affect, Galeni ; tous Auteurs dont les raisons font ramassées par *Schenkius* dans son histoire *de Morbo pilari.*

Les poils font encore sujets à d'autres accidens, où ils se trouvent hors de leur situation, & de leur ordre naturel, comme dans le *trichiasis*, où les cils font repliés dans l'œil ; dans le *districhiasis*, où ils forment un double rang ; dans le *phalangosis* où il y a deux ou trois rangées de poils à la paupiere supérieure, ou à l'inférieure. Mais sans m'arrêter plus long-tems à décrire de semblables incommodités, je conclurai ce chapitre par une courte histoire de la surprenante maladie, dont les Auteurs ont parlé sous le nom de *Plica Polonica*, parce qu'elle est particuliere aux *Polonois.* Quelque vive que soit la douleur occasionnée par les étonnans, & divers entrelacemens qui arrivent, dans cette maladie, aux cheveux & à la barbe, on est forcé de les laisser croître de cette monstrueuse maniere, plutôt que de les couper, crainte d'attirer par-là une mort soudaine ; comme le croit du moins généralement le vulgaire ; mais nous allons nous borner ici à rapporter uniquement ce que *Schenkius* nous a laissé là-dessus sous le titre

Des treſſes des incubes, obſ. 1. ou d'une ma-
ladie nouvelle, & inconnue aux Anciens,
dans laquelle tant les cheveux, que les
poils de la barbe, ſont entortillés & collés
enſemble d'une maniere affreuſe.

» On obſerve fréquemment parmi
» nous, une maladie inconnue aux Mé-
» decins de tous les ſiécles, dans laquel-
» le les cheveux & les poils de la barbe
» ſe trouvent indiſſolublement entortil-
» lés. Leurs treſſes entrelacées d'une
» maniére ſurprenante, & dont la groſ-
» ſeur égale ſouvent celle du doigt, deſ-
» cendent juſques ſur les épaules, la poi-
» trine, & quelquefois juſqu'au nom-
» bril ; ce qui forme un aſpect hideux,
» & repréſente comme une tête de *Mé-*
» *duſe*. Ceux qui ſont attaqués de cette
» terrible maladie, l'abandonnent fort
» réligieuſement à elle-même, & ſou-
» tiennent qu'il ne faut ni couper ces
» treſſes affreuſes, ni les débroüiller
» avec le peigne ; & cela dans la forte
» perſuaſion où ils ſont, qu'elles conſu-
» ment la ſemence des plus graves ma-
» ladies de la tête, telles que l'apople-
» xie, la paralyſie, la manie, ſur-tout
» la cephalagie rebelle, & ſemblables.

» Conduits par la superstition, ou les
» observations nombreuses, ils regar-
» dent le soin qu'on prendroit de ces
» sortes de cheveux, comme mortel,
» ou susceptible d'un mauvais effet ; &
» s'appuyant de l'histoire & de l'expé-
» rience, ils soutiennent opiniâtrément
» leur opinion. Il y en a qui, plus soi-
» gneux de leur beauté, cachent les
» tresses des cheveux sous le chapeau,
» & celles de la barbe sous l'habit ; d'au-
» tres paroissent dans les assemblées pu-
» bliques sans vouloir les cacher, & mê-
» me sans pouvoir le faire s'ils le vou-
» loient. Ensorte que ces tresses mons-
» trueuses sont regardées sans deshon-
» neur & sans reproche , & même com-
» me très-nécessaires à la conservation
» de la vie. On a vû des gens les porter
» ainsi pendant toute leur vie, dans l'es-
» pérance de s'exempter par-là des ma-
» ladies très-graves dont ils étoient me-
» nacés. D'autres prétendent qu'ils ne
» sont plus exposés au retour de ces
» derniéres, si cet affreux accident, arri-
» vant aux cheveux vers le tems de l'at-
» taque, on ne touche jamais à leurs
» entortillemens. S'il arrive aussi que le
» commun peuple tombe dans l'incom-
» modité dont il s'agit, il soupçonne

» d'abord quelque maladie de tête, ca-
» chée & fort fâcheufe. Sur tout cela je
» n'entreprends point de décider fi la
» fuperftition a plus de part que l'expé-
» rience, ou l'expérience que la fuperfti-
» tion. J'avoue cependant que penchant
» pour l'opinion du vulgaire, appuyé
» d'une tradition conftante & non in-
» terrompue, je penfe que ces fortes
» d'indifpofitions peuvent être préve-
» nues par la préfence du plica, en ce
» que leur femence eft confumée par cet-
» te incommodité.

» Je n'ai point encore découvert que
» cette maladie des cheveux foit paffée
» aux autres peuples de l'Europe, ni mê-
» me chez tous ceux de l'Allemagne. El-
» le eft endemique dans le Brifgau en Al-
» face, dans les Pays-Bas, & en quelques
» endroits des environs du Rhin. J'ai
» connu moi-même plus de trente com-
» patriotes, dont quelques-uns vivent
» encore, attaqués de cet accident. Le
» vulgaire le nomme treffe, ou boucle de
» cheveux des incubes, parce qu'il croit
» que les incubes & les faunes prennent
» foin la nuit de ces treffes en les fuçant.

L'hiftoire & la cure de cette maladie
fe trouvent plus au long dans *Sennert*,
prax. lib. 5. pars 3. fect. 2. c. 9. de Plicâ.
dans *Fonfeca, tom. I. confil. 1.* dans *Rho-*

dius , cent. 1. *obf.* 77. dans *Saxonius , med. pract. lib.* 10. & dans plufieurs autres Auteurs.

CHAPITRE II.
De la Teigne.

CETTE maladie , familiere aux nourriffons & aux enfans , eft appellée *Tinea* par les Latins , à caufe des petits trous creufés dans la peau de la tête , à la maniere de ceux des livres & des hardes, faits par le ver nommé *Tinea.* La fanie qui coule de ces mêmes trous , lui a fait donner par les *Grecs* , felon quelques-uns , le nom d'*achor* , *quaſi ichor.* Si ces creux faits par une humeur âcre & corrofive , font plus grands , & fourniffent une efpéce de liqueur plus épaiffe , & femblable à du miel, la maladie prend le nom de κηριον *favus* , ou de *Meliceris* , quoique cette derniere incommodité foit généralement rapportée à une des tumeurs *enchyftées.*

Quelques Anciens font mention de la *Teigne* fous le nom de *Lactumen* , ou croûte lactée , parce qu'ils l'attribuent à quelque vice du lait de la Nourrice , ou à quelque excès de nourriture de la part de l'enfant. Mais nous avons déja parlé de ceci dans le quatriéme chapitre de la premiere Partie de cet Ouvrage , lorſque nous avons traité des croûtes des enfans.

D'autres diviſent la teigne en ſéche , en humide , & en *lupineuſe. Sennert* en admet cinq eſpéces , qu'il nomme *ficoſa, favoſa, lupinoſa* , &c. ſelon les différentes ſubſtances auſquelles elle reſſemble. Comme toutes ces eſpéces ne différent que ſelon le dégré de *virulence* de l'humeur qui les produit , nous les comprendrons toutes ſous le nom de petits ulcéres faits ſur la tête des enfans par un ſuc corroſif ou ſalin , qui ronge plus ou moins les glandes cutanées : ſi , par exemple , ſa corruption eſt légere , il en réſultera la teigne ſéche ou farineuſe ; ſi elle ſe trouve un peu plus conſidérable , elle occaſionnera l'eſpéce nommée *ficoſa ;* enfin ſon plus haut dégré de corruption engendrera l'eſpéce ulcéreuſe , comme l'*achor* & le *favus.*

Le *diagnoſtic* eſt évident , puiſqu'on découvre par la vue , à quelle eſpéce la teigne appartient le plus proprement.

Le *prognoſtic* doit ſe prendre du dégré de virulence de l'humeur , de la durée de ſon écoulement , du tempérament du malade ; & du riſque que courent le cerveau , & les autres parties nobles, en deſſéchant les ulcéres. Il eſt difficile de déraciner le mal avec sûreté, & dangereux d'en entreprendre la cure, ſi l'on n'a un ſoin infini de rectifier en même tems les ſucs corrompus, & de garantir la lymphe nervale du *virus*, que la ſuppreſſion de l'humeur de la teigne pourroit lui imprimer. Le défaut de ces précautions a coûté la vie à pluſieurs enfans, comme il eſt démontré par une infinité d'exemples rapportés, entr'autres, par *Foreſtus*, *Herc. Saxon. Amat*, &c. ce ſont ces mêmes exemples, & la grande peine qu'il y a à conduire cette maladie, qui font éviter aux Médecins & aux Chirurgiens, ſoigneux de leur réputation, de s'engager dans ces eſpéces de cures; on s'adreſſe communément aujourd'hui dans ces ſortes de cas, aux empiriques & aux femmelettes.

La ſaignée & les fréquentes purgations ſont très-néceſſaires dans la cure de cette incommodité, de même que les véſicatoires & les cautéres; dans la vûe de détourner conſtamment l'humeur de la tête, & de garantir le cerveau & le genre nerveux de ſa malignité. Les remédes internes peuvent être les mêmes que ceux que nous avons dé-

crits pour la gale , & les croûtes des
enfans , dans le troifiéme & quatriéme
chapitre de la premiére Partie de cet
Ouvrage.

On doit commencer , dans la teigne
féche , les applications externes , par les
topiques émollients & relâchans , afin
de procurer la chûte des croûtes.

S'il y a des cheveux ; comme leurs
racines généralement corrompues nui-
fent beaucoup à la cure , il faut commencer par les emporter , foit en les arrachant avec des pincettes , ou les enle-
vant tout d'un coup , quoique l'exécution en foit douloureufe , avec un
emplâtre de poix appliquée le jour précédent ; ou enfin en les coupant ras de
la tête , & brûlant enfuite les racines
avec quelqu'un des dépilatoires ordinaires , mentionnés dans le dernier chapitre ; où nous avons auffi infinué les
grandes précautions qu'il y a à prendre
dans l'ufage de ces corrofifs , par rapport aux forces & à l'état du malade.
On doit de plus faire attention de ne
les laiffer fur la peau , que juftement le
tems qu'il faut pour exécuter l'effet défiré ; crainte que pénétrant trop avant ,
ils n'excitaffent la douleur , la fiévre , &
d'autres accidens fâcheux.

Les cheveux étant emportés, *Sen-*
nert preſcrit ces deux topiques.

Prenez de la litarge, & de la céruſe, de
chacune ʒſ. de l'alun, & des feuilles
vertes de rhue, de chacun ʒij. broyez le
tout avec de l'huile & du vinaigre, & en
oignez la partie.

Ou,

Prenez de la rhue & de l'alun, ce qu'il vous
plaira, broyez-les avec du miel, & ap-
pliquez-les ſur la tête raſée.

Ambroiſe Paré (a) nous dit que les jeunes enfans ne pouvaut ſupporter les topiques piquans, ni le régime néceſſaire
à la guériſon d'une maladie ſi opiniâtre,
il faut ſe contenter juſqu'à l'âge propre
à réſiſter aux remédes convenables, de
l'application des feuilles de chou ou de
poirée, ointes avec un peu de beurre
frais ; dans la vûe d'amollir les parties,
& de donner iſſue à l'humeur de la teigne. Nos femmes ne ſe ſervent communément que d'un bonnet de toile cirée,
mais je le crois trop attractif, & propre à augmenter la corruption : d'où il
ne me paroît convenir que dans le cas
d'une prompte ſuppreſſion de l'humeur,
ou de ſa chûte ſur le cerveau ; dans la

(a) Liv. 17. ch. 2.

vûe de r'ouvrir alors promptement les pores cutanés, & de rappeller par-là l'évacuation supprimée. D'autres oignent la tête avec du beurre ou du lard, & appliquent ensuite par-dessus une calotte de vessie de cochon ; mais celle-ci doit être changée souvent à cause de la puanteur, contractée d'abord par les vapeurs corrompues qu'elle retient. D'autres enfin se servent d'une emplâtre de cire & de beurre, qu'ils renouvellent selon le besoin.

Le même Auteur recommande, à proportion que l'enfant croît, la fomentation émolliente, & résolutive suivante.

Prenez des racines de guimauve, de lys, de patience & d'oseille, de chacune ce qu'il en faut, faites-les cuire dans une lessive légere, & ajoutez-y un peu de vinaigre.

Après en avoir fomenté la tête deux fois par jour, il la rase le sixiéme ; y fait ensuite des scarifications, & y applique les sangsues, ou les ventouses ; après quoi il la frotte avec l'huile de staphisaigre mêlée avec un peu de savon noir. Il conseille de plus l'usage du topique suivant, durant tout le cours de la cure. Il est recommandé aussi par *Guidon, Gordon, & Vigo.*

Prenez des hellebores blanc & noir, de l'an-cre, de l'orpiment, de la litarge d'or, de la chaux vive, du vitriol, de l'alun, de la noix de gale, & des cendres gravelées, de chacun ℥ß. du mercure éteint ℥iij. du verd-de-gris ℨij. réduisez le tout en une poudre fine que vous incorporerez avec une quarte des sucs de bourrage, de scabieu-se, de fumeterre, de patience sauvage, autant de vinaigre, & une livre d'huile vieille, faites bouillir ces matieres juf-qu'à la confomption des sucs ; ajoutez à la décoction fur la fin de la cuite, les cen-dres gravelées, demi-once de poix liqui-de, & la cire qu'il faut pour former un onguent.

La teigne croûteuse, nommée *ficofa*, fera auſſi fomentée, continue *Paré*, avec la décoction déja preſcrite juſqu'à la chûte des croûtes, & on y applique-ra, pour procurer plus promptement cette chûte, du creſſon pilé, & fricaſſé avec de la graiſſe de porc. Ce creſſon produit, dit-il, cet effet dans vingt-quatre heures, & ſi on le continue long-tems, il guérit entiérement la ma-ladie. On pourra auſſi faire uſage de l'onguent ci-deſſus.

Le même Auteur propoſe pour la teigne *ulcéreuse*, nommée *achor & favus*, l'onguent suivant, en guise de mondificatif.

Prenez de l'onguent énulé, avec le double de mercure, & de l'égyptiac, de chacun ℥iij. du vitriol blanc en poudre ʒj. incorporez ces matiéres, & en formez un onguent pour l'usage marqué.

Ou,

Prenez du camphre ℥ß. de l'alun, du vitriol, du verd-de-gris, du soufre vif, & de la suie de four, de chacun ʒvj. de l'huile d'amandes douces, & de la graisse de porc, de chacune ℥j. incorporez-les pour l'usage.

Après les évacuations générales & particuliéres, & la correction de l'humeur nuisible, M. *Banister* se servoit des topiques suivans.

Prenez de l'eau de fontaine quatre livres, de l'alun ʒij. du miel blanc demi-livre, cuisez & écumez ; ajoutez ensuite ℥ij. de verd-de-gris, cuisez encore un peu les matieres, & filtrez pour l'usage.

Ou,

Prenez de la lessive légere, une livre, du vin blanc demi-livre, du mercure sublimé ℥ß. du nitre ℥j. faites boüillir ces matieres

jusqu'à la diminution de la moitié de la li-
queur , & la filtrez pour l'usage.

Ou ,

Prenez du vinaigre demi-livre , des racines
d'aunée , de chelidoine , & de la petite
centaurée , de chacun ʒj. de l'huile de
laurier demi-livre , du soufre ʒvj. du
miel ℥xij. de l'aloès , du verd-de-gris , &
de l'encens mâle , de chacun ʒij. faites
cuire ce qui doit l'être jusqu'à la consomp-
tion du vinaigre , ajoutez ensuite les ma-
tiéres qui ont été réduites en poudre ; cui-
sez encore un peu le tout , & coulez pour
l'usage.

Il conseille de laver la tête avant que de
se servir de cet onguent , avec une décoction de racine d'aunée , & de feüilles de centaurée , faite dans l'urine d'enfant.

Il donne dans l'emplâtre suivant , l'e-
xemple d'un reméde plus fort & plus
efficace.

Prenez de l'hellebore blanc ℥ß. de l'ache
℥j. de la patience sauvage ℥iß. de la
graisse & du beurre , de chacun ℥iß. de
l'alun ʒv. du levain ℥iv. du son ℥j. pilez
ce qui doit l'être , mêlez selon l'art , &
appliquez ce topique en forme d'emplâtre.

Zacut Portugais (a) diſtingue très-ſa-
gement les topiques employés dans la
teigne, en doux & en forts. Les premiers conviennent quand le mal eſt récent, & dans les tendres conſtitutions
des enfans ; les derniers, lorſque la maladie eſt rebelle, & le malade d'un âge
propre à les ſupporter.

On place dans la premiere claſſe,
l'aunée, l'ivoire calciné, la calamine
blanche, la craïe, la racine de patience
ſauvage, les bayes de myrthe, les feüilles
de ronce, & de renouée, boüillis dans
le vin rouge, ou réduits en onguent,
avec ce qu'il faut des huiles roſat, de
myrthe, de citron, ou d'amandes ame-
res.

Il conſeille encore de laver la tête
avec une décoction de fumeterre, de
poirée, de pariétaire, d'aunée, d'hie-
ble, de ſureau, d'abſinthe, de boüillon blanc, & de ſcabieuſe ; & de l'oindre enſuite d'un onguent fait avec la
poudre de racine de concombre ſauvage, & le ſain-doux ; y ajoutant, pour
ceux dont l'âge & le tempérament le
permettent, le ſoufre en poudre, le *ſu-*
blimé & le tartre, dans la proportion
requiſe.

(a) *Prax. hiſtor. lib. I. cap. 2.*

L'onguent suivant eſt encore du nombre des forts topiques.

Prenez de la céruſe & de la litarge, de chacun ʒv. de la leſſive de cendres gravelées ʒiij. de l'huile roſat ʒj. mêlés.

Celui qui ſuit eſt encore plus fort.

Prenez du maſtich ʒij. de l'orpiment ʒj. de la céruſe ʒiß. de la terre cimolée ʒij. réduiſez le tout en poudre, & en formez un onguent avec demi-livre de térébenthine, demi-livre d'huile, & deux onces de cire.

Le même Auteur rapporte une cure opérée, après avoir inutilement employé pluſieurs autres remédes, en oignant uniquement la tête avec l'huile de ſemence de coton exprimée, qu'il loue beaucoup dans la teigne ; il regarde auſſi cette huile comme le plus excellent coſmétique dans les puſtules, & les taches du viſage.

Galien reléve extrêmement ſa préparation de papier, dont il donne la deſcription à la fin de ſon Traité *de Compoſit. med. ſecund. genera.* Il nous dit dans un autre endroit, que ſe trouvant à la campagne chez un Fermier attaqué de l'*achor capitis*, & n'ayant point alors de

ſon

son secret avec lui , il brûla quelques mauvais papiers , dont il humecta la cendre dans du vinaigre , & en frotta les parties affectées , ordonnant au malade de venir le trouver le lendemain : tems où la cure parut fort avancée , & qu'il finit le jour suivant avec ce seul reméde.

Alex. Massara (a) prétend , dans son éloge du Vinaigre , que celui-ci convient particuliérement dans l'*achor capitis* , 1°. à cause du pouvoir qu'il a de résoudre & de digérer tous les excrémens adhérans à la peau. 2°. Parce qu'il divise & atténue les humeurs visqueuses & tenaces. 3°. Parce qu'il fortifie la peau par sa qualité répercussive , & empêche par-là un plus grand abord d'humeurs vers la partie affectée. Plusieurs terres & métaux préparés , dit-il , avec cette liqueur, perdent leur qualité corrosive , & deviennent d'excellens remédes, comme nous le voyons dans la tuthie , l'yvoire calciné , la litarge , la calamine , &c. dont voici des formules.

Prenez de la calamine blanche préparée ʒß.
de l'yvoire calciné , & de l'encens , de

(a) Lib. I. cap. 5.

N

*chacun ʒij. du fort vinaigre , qui ne re-
tienne aucune qualité du vin , ce qu'il en
faut pour un liniment.*

Il conseille ce topique comme adapté
à l'âge tendre des malades , & à la teigne bénigne. Les cendres gravelées ,
la chaux vive , la sandarac , les deux
helIébores & semblables , sont d'une
espéce plus forte. Par exemple :

*Prenez du soufre vif & de l'hellébore blanc ,
de chacun ʒij. des cendres gravelées , &
de la chaux macérée dans le vinaigre ,
de chacun ʒj. de la vieille huile ce qu'il en
faut pour former un onguent.*

Lorsque la teigne , dit *Campanella* (a) ,
est récente & point maligne , on la
guérit par les topiques qui empêchent
l'abord des humeurs dans la partie affectée , & par ceux qui détergent & ré-
solvent celles qui y sont déja arrêtées.
Dans ces vûes , il fait fomenter la tête ,
dès qu'elle a été rasée , avec une décoction de bayes de myrthe , de feüilles
de saule , de plantain , & de renouée ,
faite dans le vin , & un peu d'eau & de
vinaigre ; il emploie ensuite pour dissi-

____

(a) *Medicin. Lib. 6. cap. 22. art. 4.*

per l'humeur, la décoction de racine de lys & de romarin ; ou celle de lupin, de racine de concombre fauvage, de feüilles de rhue, & d'écorce de grenade. L'huile de laurier, l'encens avec le vinaigre, & la farine de fœnugrec avec le nitre, tendent au même but. Lorfque la maladie eft rebelle, la préparation de papier l'emporte fur plufieurs autres remédes ; les onguents faits avec la litarge, l'amiante, la calamine, l'yvoire calciné, & la terre figillée, conviennent auffi. Le fel, les cendres gravelées, la fandarac, la chaux vive, le fiel de chévre, les cendres de feuilles de chêne & de geniévre, doivent être prefcrits dans la plus mauvaife efpéce de teigne.

Le fçavant *Haffenreffer* avertit dans fon Πανδοχεῖον αἰολόδερμων *Lib.* I. *cap.* 17. que cette maladie des enfans exige beaucoup de précaution dans l'ufage des répercuffifs ; car comme le cerveau de ces jeunes créatures abonde en humidité, la répercuffion de celle-ci leur feroit néceffairement fatale. C'eft pourquoi, dit-il, on doit toujours faire précéder les remédes généraux, & après avoir coupé de près, ou rafé les cheveux, laver la tête avec une légere leffive, où l’on a fait bouillir les feuilles de myrthe & de lupin ; cette fomentation ayant été employée trois ou quatre fois, ou jusqu’à ce que l’humidité superflue paroisse être passablement dissipée, on peut en venir au liniment suivant.

Prenez des sucs de baies de myrthe, des feuilles de ronce, de saule, & de renouée, de chacun ℥j. mêlés.

Ou,

Prenez de la mauve cuite dans du vin, & bien pilée, ajoutez-y de la farine d’orge, broyez bien le tout ensemble, & l’appliquez sur la tête.

Ou,

Prenez de l’écorce de grenade, de la litarge & de la tuthie en poudre, de chacun ʒiß. de l’huile-rosat ℥ß. de la graisse d’oie lavée dans le vinaigre, ce qu’il en faut pour former un onguent, dont vous oindrez des compresses très-minces que vous appliquerez sur le mal, & que vous retiendrez par le moyen d’une calote.

S’il coule une sanie abondante de la partie,

Prenez des terres sigillée, cimolée, & de samos, de la calamine blanche, de l’y-

voire, calciné, de la litarge, de chacun
ʒj. réduisez ces matieres en une poudre
très-fine, & en formez un liniment avec
ce qu'il faut d'huile-rosat & de verjus.

Si le jeune malade est d'un tempérament fort humide, il faut bien laver la
tête avec l'eau de miel, & l'oindre ensuite avec le liniment suivant.

Prenez de l'huile-rosat ℥ij. de la suie de four
ʒß. de la cire ce qu'il en faut. Liquefiez
ces matiéres devant le feu.

Les cendres de papier brûlé, mêlées
avec du vinaigre & de la chaux lavée,
remplissent la même vue. Ou,

Prenez de la litarge & des baies de laurier,
de chacun ʒiij. broyez-les avec du vinai-
gre & de l'huile de myrthe.

Le même Auteur, après avoir fait précéder les remédes généraux, comme la
saignée, la purgation, les vésicatoires,
les sétons, &c. commence dans la teigne opiniâtre & rebelle, par de profondes scarifications dans la partie affectée,
& applique ensuite un cataplasme de
farine de lupin cuite dans le vinaigre,
qu'il continue jusqu'à la fin de la cure.

Si ce topique ne réussit pas, en voici
un plus fort.

*Prenez de la poudre de cantharides ʒij. du
ſoufre ʒß. de l'écorce de noix ʒij. de la
graine de moutarde, & de la myrrhe, de
chacun ʒj. réduiſez le tout en une poudre
très-ſubtile, que vous incorporerez avec
ce qu'il faut de miel & de vinaigre pour
un cataplaſme, que vous laiſſerez ſur la
tête pendant un jour, y appliquant, dès
que vous l'aurez ôté, les feuilles de chou
chaudes ; application que vous continue-
rez pendant quatre jours, ou juſqu'à ce
que toute l'humidité ait été attirée, & la
puanteur entiérement diſſipée.*

Remarquez bien que dans tous les cas
où l'on preſcrit ces remédes piquans,
on doit y en mêler d'autres d'une nature emplaſtique & gutineuſe, afin d'é-
mouſſer les pointes corroſives des premiers. La farine de froment, l'amidon,
&c. ſont de cette eſpéce.

Mais voici, ſelon le même Auteur,
le procédé le plus ſûr dans la cure de
cette maladie.

*Prenez un jaune d'œuf cuit juſqu'à dureté,
du miel ʒj. faites-les cuire enſemble juſqu'à la conſiſtance d'un liniment mollet,
appliquez-le en forme d'emplâtre ſur toute
l'étendue de la teigne, toutes les 24 heures,
renouvellant la même application pendant*

4 ou 5 jours, ou juſqu'à ce que la teigne ſe
ramolliſſe, lavez-la alors avec une forte
leſſive, où aura boüilli une aſſez bonne
quantité de tartre. Laiſſez ſécher la tête,
couvrez-la enſuite pendant 24 heures, &
continuez de la laver avec la leſſive ſuivante :

Prenez de la leſſive ordinaire ce qu'il en faut,
faites-y cuire de la liveche, de l'abſinthe,
de la ſauge, de la camomille & de la bé-
toine, de chacun une poignée ; de la racine de patience ſauvage ℥j. de celle de
bardane ℥iß. des bayes de geniévre ℥iv.
Ajoûtez à ces matiéres, après deux ou
trois boüillons du nitre ℥iij. de l'alun ℥j.
du vitriol ℥ij. du ſoufre ℥iij. de la litarge
℈vj. Lavez la tête avec cette décoction,
& dès qu'elle ſera ſéche, oignez-la avec
un liniment fait de fleurs d'antimoine, de
tartre, de nitre, & ce qu'il faut d'huile de
noix.

Les deux topiques ſuivans m'ont réuſſi
lorſque la teigne n'a pas été enracinée,
& que le tiſſu de la peau du crâne s'eſt
trouvé peu affecté.

Prenez de l'onguent énulé ℥j. du ſoufre ℈ij.
du ſucre de Saturne ℈j. de l'huile de tartre par défaillance ℈ß. mêlés.

N iiij

Ou ,

Prenez du beurre salé ℥j. du soufre vif ʒij.
du mercure éteint dans la térébenthine ʒj.
du vitriol en poudre ℈ß. mêlés pour un li-
niment.

Appellé pour un enfant de neuf ans ,
attaqué depuis plusieurs années d'une
teigne séche dont les croûtes fort élevées s'étendoient jusqu'aux sourcils ; je
commençai la cure par l'usage du mercure doux que je donnois le soir, & le
lendemain matin je purgeois avec la
manne & la rhubarbe. Je prescrivois les
jours intermédiaires, une eau de chaux
médicinale. J'appliquai en même tems
un vésicatoire derriére chaque oreille ,
& je les tins ouvertes avec un suppura-
tif, dans la vûe d'attirer & d'évacuer
par-là l'humeur morbifique , & de garantir le cerveau de toute atteinte , tandis que je travaillerois à tarir les égoûts
ordinaires.

J'entrepris ensuite de relâcher & d'a-
mollir les croûtes avec une fomentation émolliente ; après quoi je les pansai avec le *Basilicum*. Après deux ou trois
pansemens j'élevai plusieurs des croûtes avec le bout d'une spatule , & j'apperçus au-dessous une chair spongieuse

& grénée, faignante dans quelques endroits ; j'y répandis un peu de précipité rouge, & j'étendis une légere couche de digeftif par-deffus, ayant eu foin auparavant de faire couper les cheveux auffi près qu'il fût poffible.

Ces applications répétées produifirent une légere efcarre, confumerent la chair fpongieufe, & préparerent à la cicatrice, qui devint cependant très-difficile à caufe des écorchures faites par l'enfant, forcé par la démangeaifon infupportable, à fe gratter continuellement. Pour calmer cette derniére, & corriger l'humeur faline qui l'occafionnoit, je fomentai les parties avec la décoction fuivante, après quoi les faupoudrant avec la poudre de tuthie & de pierre calaminaire, je couvris la tête & le front de mon cérat.

Prenez des racines de patience fauvage & d'aunée, de chacune ℥ß. du foufre vif ʒij. des feuilles de fumeterre & de fcabieufe, de chacune, demi-poignée. Faites-les cuire dans demi-livre d'eau de fontaine & autant de vinaigre jufqu'à la diminution du tiers. Trempez dans la colature des linges doux, ou une éponge, & en fomentez les parties, deux fois par jour.

Cette lotion ayant emporté la démangeaison, les parties écorchées se couvrirent bientôt d'une peau ferme, mais qui resta chauve dans plusieurs endroits. Je laissai quelques semaines après, fermer les véficatoires de derriére les oreilles; mais pour plus grande fûreté j'en appliquai un entre les deux épaules, que le jeune Malade porte encore fans aucune incommodité.

Le Lecteur peut en voir davantage fur cette maladie dans *Foreſtus, lib.* 8. *obſ.* 18. *ſect.* 1. dans *Fuchſ. lib.* 1. *Method. med. c.* 5. dans *Rondelet c.* 4. *lib.* 1. dans *Paré liv.* 6. *ch.* 2. dans *Capivacius lib.* 1. *c.* 4.

Mandé pour un enfant de dix mois, dont la partie chevelue de la tête étoit couverte de petits ulcéres rongeans qui fourniſſoient une humeur abondante, d'une puanteur insupportable, lorsqu'on ôtoit le bonnet de toile cirée; mandé, dis-je, pour voir cet enfant qui venoit de pouſſer quatre dents depuis peu, j'ordonnai de le fevrer, fi l'on pouvoit le faire manger. Je le purgeai deux fois la femaine, avec les firops de chicorée compoſé, & de roſes folutif, lui donnant de tems en tems le foir, deux ou trois grains de mercure doux, dont j'aidois l'action le lendemain matin, s'il ne purgeoit pas de lui-même, avec un des sirops ci-dessus. Je fis appliquer en même tems un cautére au bras, & pour plus grande sûreté pour le cerveau, les sangsuës derriére les oreilles avec un vésicatoire perpétuel entre les deux épaules. Après ces précautions nécessaires contre le retour de la maladie, & les accidens qui pourroient résulter du desséchement des ulcéres de la tête, on en vint, après avoir coupé les cheveux, à la fomentation suivante dont on bassinoit les parties soir & matin avec des linges trempés dans la liqueur.

Prenez des racines de patience sauvage & d'aunée, de chacune ℥ß. du plantain & de la petite centaurée, de chacun demi-poignée; des roses rouges, deux pincées; du sel de tartre & de l'alun, de chacun ʒj. de la litarge d'or ℥ij. Faites boüillir ces matiéres dans ce qu'il faut d'eau de fontaine pour qu'il reste une livre de liqueur; ajoûtez à la décoction sur la fin de la cuite, quatre onces de vinaigre, coulés pour l'usage marqué.

On frottoit ensuite légérement toute la tête avec le baume de soufre de *Bate*, & on appliquoit une vessie de cochon par - deſſus. La maladie fut par ces moyens fort diminuée en peu de jours, & parut en train d'une prompte guéri-ſon. Je tins toûjours l'enfant purgé, & lui preſcrivis les poudres abſorbantes avec un petit lait médicinal, ou du lait avec de l'eau pour boiſſon ordinaire. Lorſque les ulcéres commencerent à ſe deſſécher, j'abandonnai la fomentation, & je me ſervis pendant quelque tems, de mon cérat de pierre calaminaire en maniére d'emplâtre. Enfin par tous ces ſecours & une lotion de trochiſques blancs de *Rhaſis*, les parties écorchées & ulcérées acquirent une peau ferme, & l'enfant recouvra une ſanté parfaite.

Un Garçon de mon voiſinage âgé de huit à neuf ans, conduit chez moi par ſon pere, pour me conſulter ſur l'état de ſa tête, j'y découvris trois endroits chauves, un de la grandeur d'une piéce de 24 ſols, & les deux autres un peu moindres : je trouvai ſur le premier une croûte ſéche mouvante dont l'éleva-tion me laiſſa voir quelques grains au-deſſous, ſemblables à ceux du *Tinea fi-coſa*. Le pere feignit de prétendre que ce n'étoit qu'une légere écorchure fai-te par les dents d'un peigne, & qu'une petite emplâtre ſuffiroit pour la guérir.

M'appercevant de fa fineffe , je lui confeillai , ne poffédant point moi - même
d'emplâtre fi efficace , de l'aller acheter
chez fon Apoticaire. Il fe retira avec
fon enfant, peu fatisfait de ma réponfe ,
& je n'entendis plus parler d'eux , que
deux ou trois mois après , lorfque, le
mal fe manifeftant dans d'autres endroits , malgré tous les remédes de femmelettes , le jeune Malade fut ramené
chez moi , & commis à mes foins. Je
commençai par l'ufage de quelqu'un des
plus doux remédes prefcrits ci-deffus ,
venant enfuite à de plus forts qui ne firent qu'enflammer & faire enfler la tête ;
ce qui me détermina à ne panfer le
mal, pendant deux ou trois jours, qu'a-
vec les lénitifs , & à faigner & purger le
Malade. La fluxion étant diffipée par
ces moyens, j'appliquai un défenfif tout
au tour des parties les plus affectées , &
je commençai de ronger avec mon ef-
carotique jufqu'à ce que je crus avoir
confumé toute la chair grenée. Je panfai la plaie avec un plumaceau trempé
dans un liniment chaud, & je touchai les
autres parties avec le lait de mercure
prefcrit pour la gale & pour les dartres.
Je parvins par ces moyens à corriger la
malignité de cette teigne: mais les mur-

mures des parens fur les trop grandes douleurs, &c. qu'ils difoient que j'avois fait fouffrir au Malade, me faifant fouhaiter de me débarraffer bientôt d'eux , je hâtai, après la chûte de l'efcarre, un peu trop la cicatrice ; puifque d'abord après fa formation elle fe r'ouvrit , & la chair parut grenée comme auparavant. Je revins donc à la charge, & confumant entiérement alors toute la fubftance grenée , j'obtins enfin une cicatrice ferme & unie. Appercevant quelques écailles farineufes autour des cheveux des autres parties de la tête , j'ordonnai de les laver après les avoir rafées, avec une diffolution de fel de tartre , & de les oindre enfuite avec l'onguent de *Oxyla-patho*. Je n'ai point appris depuis que le Malade ait eu aucun retour de fon mal, quoiqu'il y ait près de trois ans de ceci. C'étoit une véritable teigne commençante qui a été guérie fans d'autres remédes internes , qu'une feule purgation.

Je fus appellé l'hyver dernier pour confulter avec un jeune Chirurgien, fur la mortification des doigts du pied d'un jeune homme, qui venoit d'être guéri d'une teigne par quelque application empirique, fans l'ufage d'aucun remé-

de interne. Dès que l'humeur eût été ré-
percutée, & la teigne entiérement defféchée, le Malade tomba dans une efpéce de ftupidité, depuis laquelle il lui
arrivoit très-communément de fe coucher fur le plancher, & d'heurter vivement fes pieds contre ; ce qui lui étant
arrivé, entr'autres, une nuit extrêmement froide, l'extrémité d'un des pieds,
& quatre de fes doigts devinrent noirs
jufqu'aux jointures du *métatarfe*, à l'occafion de la *ftagnation* du fang, produite
par le grand froid & les contufions reï-
térées. Cet état, joint aux circonftances des parens, me fit confeiller au Chirurgien d'en venir vîte à des fcarifications aux parties affectées, & de les fomenter enfuite avec quelque liqueur
fpiritueufe, dans la vûe de fufpendre le
progrès de la gangréne, au moins pour
24 heures, ou jufqu'à ce qu'on pût
faire mettre le Malade à l'Hôpital : où
il perdit bientôt après les doigts du pied.
Mais je n'ai pas fçu le fort de fa vie.

Environ le même tems je fus appellé
pour voir l'enfant d'un Gentilhomme, attaqué de mouvemens convulfifs. Comme j'allois le faigner, je m'apperçus d'une
puanteur confidérable à la tête. Je demandai à la Garde fi le Malade avoit des

éruptions, ou quelque ulcére à cette partie ; elle me répondit qu'elle avoit été saisie il y avoit deux jours d'un violent écoulement, mais qu'il avoit été fort modéré par un reméde qu'on y avoit appliqué depuis peu. Ce topique qui n'étoit, comme je l'appris, que l'onguent *Nutritum*, avoit par sa nature froide & répercuſſive, repouſſé la matiére ſur le cerveau, ce qui avoit donné lieu aux convulſions du jeune Malade, qui l'emporterent bientôt, malgré la ſaignée, les véſicatoires, les ventouſes & tous les anti-ſpaſmodiques.

J'ai inſéré ici ces deux derniers cas pour faire voir la néceſſité de mettre à couvert les nerfs & le cerveau, du reflux de la matiére nuiſible, avant que d'en venir aux topiques, ſur-tout à ceux qui ſont froids & *répercuſſifs*.

La partie chevelue de la tête eſt ſujette à une autre incommodité qui a quelque rapport avec la précédente, ou n'en eſt qu'une moindre eſpéce. Les *Latins* lui ont donné le nom de *furfuratio* & de *porrigo*, à cauſe des écailles farineuſes qui s'étendent ſur toute la même partie, & qui détachées avec les ongles ou avec le peigne, ont été nommées par le Peuple *Craſſe* de la tête, de la barbe & des fourcils. Les *Grecs* ont donné à cet accident le nom de πιτυρίασις.

La caufe de cette maladie eft, felon *Sennert*, une humeur *ichoreufe*, faline ou bilieufe, apportée avec le fuc nourricier des racines des cheveux, autour defquels les parties groffiéres & terreftres de cette humeur étant retenues, forment des écailles femblables à du fon.

Le diagnoftic eft évident foit par la vûe, foit par la chûte abondante des écailles, dès qu'on fe gratte, ou qu'on fe peigne.

Cette incommodité n'eft point dangereufe, mais l'ordure & la craffe qui en font la fuite, caufent beaucoup d'inquiétude.

Après l'évacuation de l'humeur nuifible & furabondante, *Galien* ordonne de laver la tête avec une décoction de fœnugrec, de nitre & le fuc de poirée; ou avec une feconde faite avec la femence de melon & les farines de vefce, de fèves & de lupin; ou avec une autre faite avec la vefce & la mauve, mêlée avec du vinaigre, au lieu de favon; on y ajoûte auffi de la poudre d'amandes améres. Si la maladie eft rébelle, il faut après l'ufage de ces décoctions,

bien frotter les parties avec un linge
grossier, & les oindre ensuite avec le liniment suivant :

*Prenez de l'hyssope verte & de la graisse de
canard, de chacun ℥ß. de la pulpe de coloquinte & de l'huile de géroflée jaune, de
chacun ℥j. de la férule ʒiij. mêlés pour
un onguent.*

Ou,

*Prenez une décoction de poirée & de petite
centaurée ; ajoûtez-y du miel & du vinaigre, & lavez-en la tête.*

Ou,

*Prenez de la racine de guimauve & des
feuilles de poirée, de chacun une poignée,
de la pulpe de coloquinte ℥ß. du nitre ʒij.
Faites-en une décoction dans ce qu'il faut
d'eau de fontaine jusqu'à la diminution du
quart; ajoûtez-y sur la fin de la cuite, une
livre de vin. Lavez la tête avec ce topique, & l'oignez ensuite avec le liniment
suivant :*

*Prenez du vitriol en poudre & du fiel de
taureau, de chacun une dragme & demie ; du nitre & du soufre, de chacun
deux dragmes, de l'huile-rosat, deux onces. Mêlez ces matiéres sur un feu doux,
en ajoûtant ce qu'il faut de cire pour un
liniment.*

Maſſara (*a*) procéde comme il ſuit, après les évacuations générales.

Prenez de l'encre de Cordonnier & du nitre, de chacun parties égales, du ſuc de poi-rée ce qu'il en faut pour un liniment.

Ou,

Prenez du vitriol demi-dragme, du ſel commun deux dragmes, de l'huile d'a-mandes douces ce qu'il en faut,

Archigenes mêle parties égales d'écume de nitre & d'encre de Cordonnier avec du vin; reméde qu'il nous dit être ſi efficace, que quiconque s'en ſervira deux ou trois fois dans l'eſpace d'un mois, ne ſera plus incommodé de cette maladie. Mais ici, dit-il, comme dans les autres indiſpoſitions, les alimens doivent être de bon ſuc & de facile di-geſtion, afin d'éviter un trop grand amas d'humeurs nuiſibles & viciées.

Rondelet preſcrit le topique ſuivant en guiſe de bain.

Prenez des racines de patience ſauvage & d'aunée, de chacune ʒiv. de la mauve, de la guimauve, du cyclamen, de la parié-taire & de la ſaponaire, de chacun qua-tre poignées; du lupin & des fêves, de

(a) *Lib. I. c. 3.*

chacun une livre ; des fleurs de petite centaurée deux poignées ; de l'orge entier ʒj. Faites-en une décoction dans ce qu'il faut d'eau de fontaine pour un bain.

Il arrive quelquefois dans les tempéramens secs & brûlés , sur-tout lorsque les *fuliginosités* sont retenues dans les pores cutanés , & qu'on ne tient pas le corps assez propre , faute de changer assez souvent de chemise ; il arrive alors , dis-je , qu'il se ramasse une espéce de crasse ou de gale sur toute la peau , semblable à celle qui reste après la rougeole & la fiévre pourprée ; où le bain d'*Hildanus* (*a*) est très-utile. Ce bain est composé d'émolliens ou d'humectans , de détersifs & de desséchans. Les premiers remédient à la sécheresse de la peau ; les derniers dissipent les humeurs retenues au-dessous. Ce bain est préparé avec les feuilles & les racines de mauve , de poirée , de scabieuse , de fumeterre , de patience sauvage , de scrophulaire , d'hellébore noir , de bryone , de staphisaigre , la semence de fœnugrec , le soufre , le nitre , le sel marin , le tartre & le son , bouillis ensemble , ou partie d'eux , dans une foible

(*a*) *Epist. Centur. Epist. 3.*

leſſive, avec l'addition d'un peu de vinaigre.

Lorſqu'après l'uſage du bain, la peau
eſt bien nette & bien ſéche, on peut la
frotter avec l'onguent *Enulatum*, ou
avec l'huile de tartre ; Remédes que le
même Auteur loüe beaucoup d'après ſa
propre expérience : Mais on ne doit jamais les mettre en uſage qu'après les
évacuations générales, comme ſont la
ſaignée, la purgation, les véſicatoires,
les ſueurs, &c.

CHAPITRE III.

De la Maladie Pédiculaire.

ON convient généralement dans ce
ſiécle éclairé, qu'il n'y a point de
génération équivoque ; mais que comme tout végétal porte avec lui, ſelon
le décret du Tout-puiſſant, ſa propre
ſemence, dont une nouvelle plante de
la même eſpéce doit ſortir ; de même
chaque animal, quelque petit qu'il ſoit,
tire ſon origine de quelque principe ſé-
minal, logé & entretenu dans ſa propre matrice ; juſqu'à ce que le principe
vital mis en jeu, nous découvre les pre-

miers rudimens, dont le développement nous fait connoître, du moins par le microscope, à quelle espéce l'animal appartient.

Plusieurs difficultés qui paroissent même indissolubles, accompagnent à la vérité l'hypothèse de la génération uniforme; mais il n'y en a point, je pense, qui approchent des absurdités de l'autre sentiment; car il faut que nous y supposions que la structure la plus curieuse & la mieux imaginée, ou le principe vital des insectes dont il s'agit dans ce chapitre, sorte de l'ordure & de la corruption.

Mais sans entrer plus avant dans cette recherche trop spéculative pour le sujet dont il s'agit, nous dirons seulement qu'il paroît aussi difficile de concevoir comment la semence d'une plante pousse & se développe dans de certains lieux extraordinaires & particuliers, comme le haut des murailles, le toît des maisons, la cime des clochers, &c. que de comprendre comment les œufs de quelques petits insectes peuvent éclore dans nos corps & dans ceux des autres créatures. S'il est naturel de penser que l'air emporte les semences végétales dans les endroits nommés, &

dans d'autres beaucoup plus éloignés ; pourquoi les œufs des insectes ne pourront-ils pas être reçûs dans nos corps, sinon dans le tems de l'inspiration, du moins avec les alimens & la boisson, & alors trouver dans quelqu'un de nos sucs une matrice & une pâture convenables ?

Il est hors de doute qu'on trouve dans les corps, de quelle maniére qu'ils y viennent, non-seulement des vers de plusieurs espéces, mais encore d'autres animaux vivans. Des Sçavans nous ont même assûré que notre sang en étoit rempli, & que la plûpart de nos maladies, particuliérement le cancer, la gale, les dartres, &c. en étoient produites.

J'ai vû plus d'une fois, dit *Borelli*, sur les emplâtres enlevées de dessus les ulcéres, quantité de petits vers semblables aux mites qu'on trouve dans la cire, & dont on découvroit la figure & le mouvement : aussi y a-t-il, continue-t-il, plusieurs maladies causées par des animaux qu'on ne peut appercevoir que par le microscope.

Le sçavant *Mayerne* prétend aussi avoir observé quelques mille vers dans la mamelle cancéreuse d'une femme, après l'extirpation : d'où l'on a inféré que le progrès de la corrosion pouvoit être quelquefois suspendu dans le cancer, par l'application de la chair de poulet, dont les vers vont se saisir, au lieu de continuer leur première nourriture.

J'avoüe que je n'ai jamais pû faire de semblables découvertes ; quoique je me sois servi d'assez bons microscopes : ce qui rendra, j'espére, mes doutes plus excusables, sur l'existence de pareils animaux. Je sçais que les incrédules veulent à peine croire leurs yeux ; mais aussi les personnes trop crédules, sur-tout quand elles sont déja prévenues en faveur de quelque nouvelle opinion, ne peuvent-elles pas s'imaginer quelquefois de voir ce qu'elles ne voyent réellement point, ou n'existe même pas dans la nature ? Pour moi je ne crois point qu'il soit impossible que certains observateurs examinant au microscope, des substances dans l'état d'ondulation ou de fermentation, n'ayent pû se persuader d'y avoir vû des corps animés qui ne l'étoient que par le mouvement de la matiére qui les contenoit. Je ne veux point dire que les *Homunculi* de *Lewenhoeck* soient de la même nature, quoique d'autres observateurs aidés de très-bons microscopes, n'ayent point pû

découvrir

couvrir les petits animaux dont parle cet Auteur.

Mais pour revenir à notre sujet : tout le monde convient qu'il s'engendre des poux de différentes espéces, sur la tête, ou les autres parties du corps des enfans & des adultes ; de quelque maniére que cette génération se fasse. *Swammerdam* (*a*) nous dit que les lendes sont les véritables œufs d'où éclosent les poux : œufs, continue-t-il, qui n'ont besoin pour éclorre que d'un lieu chaud & humide ; & dans ce cas la multiplication de ces insectes est incroyable dans peu de tems : quoique je ne puisse me persuader qu'elle soit aussi prompte que le prétendent ceux qui débitent que dans vingt-quatre heures le poux est bisayeul & trisayeul. Mais aussi si les œufs, ou les lendes ne rencontrent pas une matrice convenable, ou si elles sont exposées un seul jour à l'air froid, elles meurent avant que d'avoir le tems d'éclorre, & adhérent par milliers si fortement aux cheveux, qu'on ne peut les en séparer entiérement de quelques mois.

On compte quatre espéces de poux qui incommodent les hommes.

_____

(a) *Hist. Insect. gener.*

O

1°. Ceux de la tête, appellés plus particuliérement *Pediculi*, de ce que, dit *Isidore*, ils inquiétent plus par le mouvement de leurs pieds, que par leur morsûre. Cette espéce s'engendre généralement à la tête des enfans, surtout si elle est ulcérée ou galeuse : ils naissent aussi sur celle des personnes sales & mal-propres, qui négligent de se peigner & de tenir la tête nette.

2°. Ceux des aisselles, des cils, des sourcils & des parties honteuses. Comme ceux-ci sont plats, ils se collent si fortement à la peau, qu'on ne peut les en séparer qu'avec beaucoup de peine. Examinés au microscope, ils ressemblent assez à des petits cancres. On leur a donné le nom de *Plactulæ*, *Morpiones*, *Petala* & *Pessolatæ*.

3°. Ceux qu'on trouve sur les haillons des Mendians, des Prisonniers & autres gens qui se laissent, comme l'on dit, manger par l'ordure & la saleté ; ces poux sont gros, oblongs, & se terminent en pointe vers la tête.

4°. Ceux qui s'engendrent sous la cuticule des mains & des pieds, sont ronds & semblables aux petits œufs des papillons. Il y en a de si petits, qu'ils échappent à la vûe, quoiqu'en rampant fous l'*Epiderme*, ils caufent fouvent une démangeaifon infupportable. Ils fe laiffent quelquefois appercevoir, lorfqu'ils viennent à percer la cuticule ; mais ils reftent le plus communément cachés au-deffous. Quelques Auteurs en parlent, comme je le crois, fous les noms d'*Acari*, de *Cyrones* & de *Pedicelli*.

Nous avons déja parlé de la génération des poux, ou de celle du moins de quelqu'un d'eux. Plufieurs placent parmi les caufes qui concourent à leur production, le grand ufage des figues. *Galien* prétend que la chair de vipére les engendre : mais la faleté & la malpropreté y ont fans doute la principale part, puifqu'elles fourniffent des matrices propres à faire éclorre les œufs, & une nourriture convenable aux infectes qui en fortent. Mais peut-être m'accufera-t-on de m'être trop arrêté fur cette matiére : je paffe donc aux remédes qui détruifent les poux.

On doit dans la cure de la maladie pédiculaire prefcrire fur-tout une bonne nourriture, tenir le corps bien net, & peigner foigneufement la tête ; après quoi il convient de la bien laver avec la leffive fuivante :

O ij

Prenez de l'abſinthe, de la ſtaphiſaigre, de la rhue & du marrube, de chacun une poignée ; de la petite centaurée, demi-poignée ; des cendres de chêne ℥v. Faites-en une leſſive dans l'eau de fontaine, & y diſſolvez ℥ij. de ſel commun, & ℥j. de ſel d'abſinthe : lavez-en la tête, ou oignez-la avec le reméde ſuivant :

Prenez des huiles d'amandes améres, de rhue & de laurier, de chacune ℥j. des poudres de myrrhe & de ſtaphiſaigre, de chacune ℥ij. de l'aloës ℥j. de la graiſſe ſalée ℥ij. & un peu de vinaigre, mêlés.

Ou,

Prenez de la graiſſe de porc, de l'huile de laurier & du ſavon noir, de chacun ℥ß. du mercure éteint avec de la ſalive Ɔj. de la myrrhe & de l'aloës, de chacun ʒß. de la ſtaphiſaigre Ɔij. du ſavon de France ℥ij. donnez à ces matiéres dans un mortier la forme d'onguent.

Ou,

Prenez des poudres de ſtaphiſaigre & de ſandarac, de chacune ℥j. du ſel commun, de l'huile d'olives & du vinaigre, de chacun ce qu'il en faut, mêlés.

Ou,

Prenez de la ſtaphiſaigre, du nitre & de l'hellébore blanc pulvériſés, de chacun

parties égales ; de l'huile d'amandes amé-
res ce qu'il en faut , mêlés.

Ou ,

Prenez de l'absinthe & de la petite centau-
rée de chacun une poignée ; du lupin ℥j.
de la staphisaigre & de l'aristoloche , de
chacune ℔ß. faites-les cuire dans de la
lessive , & y ajoûtés ℥ij. de sel commun.

Ou ,

Prenez de l'huile d'amandes améres ℥j. des
huiles de rhue & de staphisaigre , de cha-
cune ℥ß. de la petite centaurée , de la
myrrhe & de l'aloës en poudre , de cha-
cun ʒj. du mercure ℥ß. de la graisse sa-
lée rance ℥ij. & un peu de vinaigre. Mê-
lés pour un liniment.

Les topiques suivans sont tirés de *Sennert*.

Prenez de l'aristoloche longue , du lupin, des
feuilles de pin & de cyprès , de chacun
parties égales. Faites-en une décoction
dans ce qu'il faut d'eau de fontaine pour
une lotion.

Prenez de la racine d'aunée ℥ij. de celle de
Bryone ℥ß. de la poirée , de la mercu-
rielle & de la saponaire , de chacune une
poignée ; du lupin ℥j. du nitre ℥ß. Faites
cuire ces matiéres pour une lotion.

Prenez de la poudre de staphisaigre ℥iij. de

la farine de lupin ℥ß. de l'agaric blanc
ℨiij. du soufre ℨij. du fiel de taureau ℥ß.
dont vous formerez un liniment avec ce
qu'il faut d'huile d'absinthe.

Prenez de la staphisaigre ℥j. de l'absinthe &
de la rhue, de chacune ℨß. du soufre &
du nitre, de chacun ℨij. réduisez ces
matiéres en poudre, & en formez un li-
niment avec ce qu'il faut d'huile de lau-
rier.

Le suivant est beaucoup plus fort.

Prenez de la semence de staphisaigre en pou-
dre ℥j. de l'hellébore blanc ℨiij. du mer-
cure éteint avec de la salive ℨij. de la
graisse de porc & de l'huile de laurier, de
chacune ce qu'il en faut pour un onguent.

On doit éviter l'usage du mercure
dans les enfans, comme trop dangereux, sur-tout puisque des remédes plus
doux peuvent remplir les indications.

Ceux qui souhaiteront en sçavoir davantage sur ce sujet, peuvent consulter
Mercurialis, lib. 1. *c.* 7. *Lusitanus, cent.* 3.
curat. 54. *Zuinger, theat. vitæ hum. f.* 525.
Tulpius, obs. lib. 3. *c.* 40. *Forrestus, scol.*
lib. 8. *obs.* 15. *Cardan, lib. de subtilitate* 9.
Scaliger exercitat. 94.

Remarquez que tous les amers, &

les fubftances aigres & falées, conviennent dans le cas préfent. On croit communément que le mercure furpaffe tous
les autres remédes pour détruire les
poux : mais on doit s'en fervir avec
beaucoup de précaution, crainte des
mauvais accidens qu'il peut produire.

Des Auteurs anciens & modernes
font mention de plufieurs perfonnes dé-
vorées, & mortes de cette vermine.
On place, au rapport de *Sennert*, parmi ces infortunés, le Poëte *Alcmanes*,
& felon *Ariftote*, *Pherecydes Syrus* ; à
l'occafion duquel on lit les vers fuivans
dans *Q. Serenus*.

Sed quis non paveat Phercydis fata Tragœdi,
Qui nimio fudore fluens, animalia tetra
Eduxit, turpi miferum quæ morte tulerunt ?
Sylla quoque infelix tali langore perefus
Corruit, & fœdo fe vidit ab agmine vinci.

Un jeune homme tourmenté depuis
long-tems d'une démangeaifon au *pubis*
& au *fcrotum*, fi infupportable qu'elle le
mettoit prefque dans le défefpoir, vint
me confulter fur fon état, dont il igno-
roit la caufe. J'apperçus par l'examen
exact que je fis des racines des poils
qu'il avoit coupés, plufieurs morpions
dans leurs intervalles. Mais ils étoient

ſi collés contre la peau, que je n'en pûs
détacher que deux ou trois.

La ſenſibilité des parties, occaſionnée par l'écorchure que le malade s'é-
toit faite en ſe gratant, le mettant hors
d'état de ſupporter aucune des applications ordinaires, je mêlai une dragme
de mercure avec deux onces de *pompho-*
lyx, & je lui ordonnai de ſe ſervir de ce
reméde, étendu clair ſur un linge. Je
lui recommandai expreſſément de ne
point ſe grater, afin que les parties
écorchées puſſent ſe recouvrir de leur
peau. Cet onguent détruiſit dans peu
de jours, tous les morpions, qui ſe dé-
tachoient morts de la peau avec l'appareil, qu'on changeoit tous les jours.

J'ai vû, lorſqu'il n'y avoit pas d'écorchures, ces eſpéces de poux tomber
par milliers, des aiſſelles & du pubis, à
la premiere application d'un linge trempé dans le *lait-ſublimé*, déja preſcrit
dans les chapitres de la Gale & des Dartres.

Voilà ce que nous croyons devoir
dire ſur cette vermine, qu'on croit pro-
gnoſtiquer une mort prochaine chez
ceux qu'elle abandonne d'elle-même,
ou ſans y être forcée par aucun reméde
externe ou interne.

CHAPITRE IV.

Des maladies qui attaquent la peau du visage, telles que la Goutte-rose, les Pustules, les Boutons, les taches de Rousseur, &c.

POUR ne pas multiplier inutilement les chapitres, nous avons trouvé à propos de comprendre dans celui-ci toutes les principales maladies qui arrivent à la même partie ; sur-tout puisqu'elles paroissent avoir tant de rapport entr'elles, & exiger à peu près la même cure.

Si je prends ici les mêmes soins pour fournir les moyens d'emporter les difformités du visage, occasionnées par les éruptions ci-dessus, que j'ai pris ailleurs pour rétablir le teint ou la beauté, altérée par d'autres accidens; je ne me crois point obligé à une apologie en faveur de mon entreprise, ne la regardant pas au-dessous de la dignité de Médecin.

Nous commençons par le visage rouge, ou boutonné ; par où nous entendons la même chose que l'incommodité

O v

dont les Auteurs traitent fous le nom de *Goutte-rofe*, ainfi nommée à caufe, pour ainfi dire, des petites gouttes rouges, ou des tubercules couleur de feu, répandus çà & là fur le vifage, & principalement fur le nez. Quelques-uns nomment cet accident *rubedo maculofa*, ou plutôt *rubor cum maculis*. Les parties du vifage font quelquefois fi remplies de ces taches, qu'elles le rendent d'un afpect affreux.

Nicolas Florentin (a) admet trois dégrés de cette maladie ; qui font la rougeur fimple, la rougeur puftuleufe, & la rougeur ulcéreufe. Il en déduit la caufe d'un fang échauffé, vifqueux, & épais, qui porté par les artéres capillaires à la peau du vifage, s'y arrête à raifon de fa vifcofité, & y produit la rougeur. Ce fang retenu fous la cuticule, éléve celle-ci, y forme de petits tubercules, & l'ulcére enfin.

Le diagnoftic fe découvre mieux par la vûe, que par tout ce qu'on en pourroit dire.

La cure eft douteufe, mais le mal n'eft point dangereux. Si la maladie eft fimple, récente, & attaque un bon tempérament, il y a grande efpérance

(a) *Serm. 7. Tr. 6. fumm. 2. cap. 15.*

de guérison ; mais si elle est invétérée ou maligne, elle est à peine curable, ou admet tout au plus le traitement palliatif.

Il est certain qu'elle ne doit pas toujours son origine aux excès de vin, & de liqueurs spiritueuses, puisqu'on remarque qu'elle attaque quelquefois les personnes les plus tempérées. Cependant les grands bûveurs sont les plus sujets à cette maladie.

On doit, dans la cure de cette incommodité, corriger l'intempérie des viscéres, & détruire les obstructions ; tandis qu'on travaille en même tems à évacuer & à détourner les humeurs des parties affectées, par la saignée, les vésicatoires, les ventouses, les cautéres, & les doux purgatifs souvent répétés. La diéte doit être humectante & rafraîchissante. Le malade doit se priver du vin, des liqueurs fortes, & de toutes les substances salées, épicées, ou de haut goût : il peut user pour boisson, d'une émulsion faite avec les semences froides ; ou d'un mélange de lait & d'eau, ou du petit-lait clarifié. La laitue, le pourpier, l'ozeille, & les épinards, sont souvent prescrirs comme alimens. Enfin tout le régime doit être le même que dans l'éréſypéle, la gale, & le ſcorbut; où nous renvoyons le Lecteur pour une plus ample inſtruction.

Cette méthode rafraîchiſſante & tempérante demande cependant beaucoup de prudence; car ſi l'on ôtoit tout-à-coup les liqueurs fortes à un malade, & qu'on ne lui accordât pour toute boiſſon que du petit lait, ou du lait avec de l'eau; on pourroit à la vérité le guérir de la couperoſe, mais on riſqueroit de le priver bien-tôt après de la vie, en étouffant trop ſubitement la chaleur animale, détruiſant l'appétit, & occaſionnant par-là la *leucophlegmatie*, ou l'hydropiſie. *Mayerne* permet le vin trempé, & même le vin pur pris avec modération; parce qu'il eſt plus propre par ſa chaleur & ſa ténuité, à digérer & à diviſer les humeurs groſſieres & viſqueuſes, & à en aider la diſſipation par les pores cutanés, que l'eau ſimple; qui fixant encore par ſa froideur les humeurs déja collées dans les parties, devient ſouvent nuiſible à ces ſortes de malades.

Il y a auſſi beaucoup de précaution à prendre à l'égard des topiques. Si la rougeur eſt ſimple, récente, & ſans puſ-

tules, les rafraîchissans , & les répercuſſifs ont lieu ſelon *Sennert* (a) ; mais ſi
elle eſt accompagnée de puſtules , les
diſcuſſifs doivent être mêlés avec les premiers. Enfin ſi les puſtules ſont dures ,
& la maladie ancienne , les émolliens
conviennent pour mûrir & digérer la
matiere viſqueuſe , qu'on doit enſuite
mettre dehors avant que d'en venir aux
deſſicatifs & aux réſolutifs ; qui , employés avant ce tems-là , ne feroient
qu'augmenter la dureté des tubercules ,
fixer les humeurs plus profondément
dans la peau, & rendre la maladie plus
obſtinée.

Parmi les remédes propres dans le
commencement , *Sennert* propoſe les
ſuivans ſous la forme de lotions , d'onguens , & de linimens.

Prenez de la racine de ſeau de Salomon Ʒiij.
des fleurs de ſureau & de bouillon blanc ,
de chacune Ʒiv. du tartre blanc Ʒiß. du
vin ℔iv. du camphre Ʒij. laiſſez infuſer
ces matiéres pendant dix jours , & les
diſtillez enſuite pour vous ſervir de l'eau
qui en réſultera.

Prenez de la farine de froment , ce qu'il en
faut ; du lait de chévre ℔ij. formez-en

(a) *Prax. lib. 5. pars, I, c, 31.*

une pâte que vous cuirez au four ; faites
macérer ce pain dans d'autre lait de chévre pendant douze heures ; ajoûtez-y ensuite vingt blancs d'œufs, ℥j. de camphre,
℥ij. d'alun brûlé, & distillez ces matiéres.

Prenez des fraises ℔j. du lait de chévre ℔ij.
de la semence de coings ℥ij. du camphre ʒij
de l'alun, & du soufre, de chacun ʒß. &
vingt blancs d'œufs, mêlés & distillés.

Prenez de la litarge ℥ß. du vinaigre ℥iv.
faites-les bouillir jusqu'à la diminution du
tiers. Faites aussi bouillir en même tems
dans un autre pot, de l'eau-rose demi-livre ; du sel & de l'alun, de chacun ʒß.
de l'encens ℈j. mêlez ces deux liqueurs
ensemble, & les passez à travers un linge
pour l'usage.

Prenez du soufre ℥ij. du sel commun & du
camphre, de chacun ʒß. de la céruse,
& de la litarge d'argent, de chacun ʒij.
mêlez exactement ces matiéres réduites en
poudre, avec les eaux de fleurs de féve,
de roses, de lys blanc, & de seau de Salomon, de chacune ℥ij.

Prenez du camphre ℥j. agitez-le dans un
mortier, en y versant peu à peu ʒiij. d'huï-
le d'amandes douces, & ensuite ℥ij. d'huï-

le de tartre par défaillance. Puis ajoûtez
à ces matiéres deux jaunes d'œufs, &
ʒß. de sucre de saturne ; mêlez le tout
exactement ; & enfin versez-y peu à peu
des eaux de féve, de lys blanc, & de
fraises, de chacune ℥ij.

Prenez de la litarge ℥j. de l'alun ʒiij. de la
céruse ʒß. du vinaigre ℥ij. des eaux de
roses & de plantain, de chacune ℥iv.
faites bouillir ces matiéres jusqu'à la diminution du tiers. Ajoutez à la colature
un peu de jus de citron, & le soir oignez le
visage de cette mixtion.

Prenez du tartre blanc, de l'alun, & du
nitre, de chacun quatre parties, du soufre une partie ; calcinez ces matiéres con-
cassées, & faites-les réduire dans la cave,
en huile par défaillance.

Prenez des amandes de noyaux de pêches,
pelées, ℥iv. de la semence de courge aussi
pelée, ℥ij. pilez-les, & en exprimez l'huile, dont vous oindrez le visage matin &
soir, & le laverez ensuite avec l'eau de
fleurs de féves.

Prenez du camphre, de la litarge, & de l'a-
lun brûlé, de chacun ʒß. du soufre vif
ʒiß. du vitriol blanc & de l'encens, de
chacun ʒj. réduisez ces matiéres en pou-

dre , & les mêlez exactement avec les eaux de roſes , & de fleurs de féves.

Prenez un œuf entier , mettez-le pendant quatre jours dans du vinaigre bien fort , ou juſqu'à ce que la coque ſe ramolliſſe ; ôtez-en enſuite le blanc, ajoûtez-y de l'encens , du maſtich & de la céruſe , de chacun ʒj. mêlés.

Si la maladie eſt rebelle , & les tubercules durs , on doit commencer , comme nous l'avons déja inſinué , par les émolliens employés en forme de fomentations & d'onguens ; comme ſont la décoction de mauve , de bouillon blanc, de ſeau de Salomon , & de graine de lin ; le cérat de blanc de baleine , avec un peu de cire , & d'huile de lin , ou le cérat blanc de *Bates.*

Les tubercules ſuppurés doivent être ouverts pour donner iſſue à la matiére , & les reſtes de l'humeur diſſipés par l'application de ces mêmes remédes , mêlés avec les *diſcuſſifs* , tels que les fleurs de ſureau , de romarin , & de genêt ; mais on doit , dans l'uſage de ces derniers , être fort attentif que leurs particules chaudes & tenues , n'augmentent la fluxion.

Ambroiſe Paré , pour déterger , deſſé-

cher, confolider, & unir la peau du
vifage, dans la *Goutte-rofe*, recommande
les topiques fuivans, parmi lefquels on
pourra choifir ceux qui paroîtront les
plus convenables.

Prenez du jus de ℥iij. *de la cérufe, ce
qu'il en faut pour épaiffir ce fuc ; du
mercure éteint avec de la falive & du
foufre vif,* ʒſ. *incorporez bien le tout, &
en formez un onguent.*

Prenez de la pommade jaune récente ℥ij. *du
foufre vif* ℥ſ. *& avec un peu d'huile de
femence de courge & de jus de citron, formez-en un onguent, dont le malade oindra
le vifage le matin, & le lavera enfuite
avec l'eau de fon.*

La décoction de fon dans le vinaigre &
l'eau-rofe, eft un bon reméde dans la
rougeur fimple du vifage.

*Prenez du fang de taureau une livre ; du
beurre frais demi-livre, faite s-les diftiller,
& fervez-vous de l'eau qui en réfultera.*

*Prenez de la cérufe, de la litarge d'or, &
du foufre vif préparé, de chacun* ℥ſ.
*mettez-les dans une fiolle avec du vinai-
gre & de l'eau-rofe ; appliquez le foir des
compreffes trempées dans cette liqueur,
fur le vifage, & lavez-le le matin avec
l'eau de fon, continuant ainfi pendant un
mois.*

Après avoir prescrit les remédes généraux, & la diéte convenable, *Riviere*
nous dit avoir guéri avec les deux topiques suivans, une Demoiselle, d’une
extrême rougeur au visage, accompagnée de pustules.

*Prenez des sommités de myrthe, des balaus-
tes, du céterach, du plantain, de la morelle, des tendrons de vigne, de chacun
quatre poignées ; des raisins âpres avec
leurs queues, ou de ceux de lambrusque,
deux livres ; coupez ces matiéres, arro-
sez-les avec du vinaigre, & gardez-en
l’eau distillée pour l’usage. Mêlez avec
℥iv. de cette eau, de l’alun brûlé ℥vj. des
blancs d’œufs bien battus ℥j. oignez-en le
visage en vous mettant au lit, & le lavez
souvent outre cela avec l’eau distillée ci-
dessus.*

*Prenez de la tuthie préparée, & de la céruse
calcinée, de chacune ℥ij. de la litarge ℥j.
du suc de plantain, & de l’eau distillée
ci-dessus, de chacun ce qu’il en faut, de
l’huile de myrthe ℥ij. de l’huile d’œufs ℥j.
incorporez ces matiéres, & leur donnez la
forme de nutritum, y ajoûtant ℨiij. de
calcite, ℨij. d’alun, ℨj. de soufre, &
℥iß. de jus de citron. Servez-vous de ce
reméde en vous couchant, & lavez le*

vifage le matin avec l'eau diftillée décrite
ci-deffus.

Si la maladie , dit le même Auteur ,
n'avoit pas cédé à ces topiques , j'y aurois ajouté une once de mercure ; mais
la rougeur & les tubercules , fe diffipé-
rent fans l'addition de ce reméde.

Mayerne , dans l'endroit où il parle du
régime prefcrit à Mylord *Maxwell* , fujet
à la couperofe , héréditaire dans fa famille , infifte beaucoup fur l'antimoine
& fes préparations , telles que le diaphorétique , ou les fleurs d'antimoine ,
qui tiennent le premier rang parmi les
remédes propres à dépurer le fang , &
à corriger fa *craffe.* C'eft auffi le fentiment de *Sylvius* , & de plufieurs autres
Auteurs , qui confeillent non-feulement
l'antimoine intérieurement , mais le regardent encore , appliqué en onguent ,
comme un des meilleurs cofmétiques. Il
joint aux préparations antimoniales, les
mercurielles comme propres à emporter par les felles , les humeurs vifqueu-
fes , falines & tartareufes.

Les fimples qu'il rapporte pour altérer & adoucir les fluides , font la cufcu-
te , la fumeterre, la langue du ferpent ,
le lupin, les fleurs rafraîchiffantes & cordiales , la véronique , &c. Il recom-

mande auffi la teinture de tartre, l'huile de foufre, les bouillons avec les plantes hépatiques, la crême de tartre, & le fel de prunelle, qui font le reméde le plus efficace pour tempérer les humeurs, & les détourner des parties affectées. Ces bouillons doivent être continués pendant huit ou dix jours.

Il prefcrit auffi de tems en tems un apozéme hépatique & fplénique, qu'il divife en trois dofes, & qu'il rend purgatif avec le fenné, la caffe, la manne, la rhubarbe, le firop de rofes folutif, & celui de fumeterre. Il purge de plus avec l'électuaire de diaprun folutif, celui de diaphenic, & un fcrupule de mereure doux.

Il fait faigner tous les Printems & les Automnes. Il prefcrit pendant vingt jours le petit lait, avec les fucs de fumeterre, de chicorée, & de pommes. Il donne auffi des teintures & des juleps de la même nature, édulcorés avec les firops, faits des fucs des mêmes plantes. Il fait ufer quelquefois d'une bierre légére, où ont infufé les plus doux antifcorbutiques, faifant obferver durant tout le cours des remédes, un régime très-exact.

Lorsque le ventre est resserré, on doit avoir recours aux lavemens, qui, souvent répétés, détournent merveilleusement les humeurs de la partie affectée.

Quant aux remédes chirurgicaux, il prescrit les ventouses scarifiées, entre les épaules ; les sangsues derriere les oreilles, & dans les narines ; enfin il propose l'ouverture des narines.

Je me suis attaché à décrire un peu particuliérement les remédes internes, afin que les jeunes Praticiens puissent voir, par ce seul exemple, les précautions qu'il y a à prendre avant que d'en venir aux topiques. Car si l'on n'entreprenoit la cure qu'avec les rafraîchissans, les répercussifs, ou autres applications externes ; il est très-vraisemblable qu'en répercutant les impuretés retenues, ou portées dans le visage ; ou en retardant leur dissipation, on allumeroit une fiévre dangereuse, ou l'on occasionneroit quelqu'autre accident fâcheux par le dépôt de la matiére nuisible sur quelque viscére.

Les topiques prescrits par *Mayerne*, au Seigneur déja nommé, furent premiérement la fumée d'une décoction de son, de saponaire, de mélilot, de ca-

momille, de lierre terreſtre, & de grande chélidoine, faite dans l'eau & le lait;
dont il recevoit la vapeur chaude le ſoir
pendant une heure, avec la tête bien
couverte; & cela dans la vûe de faire
ſuer les parties affectées. Le Malade ne
ſoupoit point, ou du moins très-légé-
rement, les ſoirs de la fumigation, &
évitoit ſur - tout l'air froid & humide.
Ce reméde étoit mis en uſage une fois la
ſemaine, tandis qu'on panſoit, le reſte
du tems, les puſtules avec l'emplâtre de
céruſe, & de *diachilun* blanc, avec l'addition d'un tant ſoit peu de précipité
blanc, ou de mercure doux pour les
plus rebelles, pendant qu'on touchoit
les moindres & les plus bénignes, avec
un noüet de ſel de Saturne, d'alun brûlé, & de ſel de prunelle, trempé dans
les eaux de fray de grenouille, & de nénuphar. Ou l'on ſe ſervoit d'un liniment fait avec les mêmes remédes, &
le mucilage des ſemences de *pſyllium*, &
de coings, extrait avec l'eau de fray de
grenouille, & le flegme de vitriol. Ou
l'on appliquoit le ſoir ſur les puſtules,
le même mucilage, extrait avec du fort
vinaigre, & mêlé avec les fleurs de ſoufre; & on lavoit le matin le viſage avec
l'eau de myrrhe.

Les mercuriels, dit le même Auteur, font utiles dans les cas rébelles ; mais qu'on s'en ferve rarement & avec grande précaution, crainte d'attirer la chûte des dents, la puanteur de l'haleine, &c.

Les noüets de fublimé doux, & de fel de faturne, peuvent auffi être exprimés fur les puftules.

Nous allons rapporter quelques autres topiques, prefcrits par ce fçavant Médecin pour la Reine, alors régnante, fujette à une efpéce de couperofe fur fes joues.

LAIT VIRGINAL.

Prenez de la litarge d'or lavée ℥iij. du fort vinaigre de vin blanc bien clair ʒxij. faites-les bouillir jufqu'à la confomption de la moitié du vinaigre. Après une heure de réfidence, coulez la matiére par le papier gris. Ou prenez feulement ℥viij. de ce vinaigre, & y ajoûtez ℥iv. de jus de citron dépuré. Alors,

Prenez des eaux de fleurs de nenuphar, de fray de grenouille & de rofes, de chacune ℥ij. du fel marin blanc ℥ß. du fucre candi ʒvj. de l'alun de roche ʒij. filtrez la diffolution de ces matiéres par le papier

gris. Conservez ces deux liqueurs séparé-
ment, & les mêlez lorsque vous voudrez
vous en servir ; ce qui sera un peu avant
que de se mettre au lit. Laissez sécher le
visage, & le lavez le matin avec la liqueur suivante, nommée lait de pavot.

Prenez de la semence de pavot blanc récente
℥ß. faites-la macérer dans l'eau de fontaine pendant trois heures, & dans l'eau-
rose durant le même tems ; pilez-la ensuite avec quatre amandes pelées, & y
ajoûtez des eaux de nénuphar & de fray
de grenouille, de chacune ℥iß. de l'eau
de myrrhe simple ℥j. du sucre candi ℥iij.
on peut retrancher le sucre, qu'on n'ajoûte
à ce lait que pour le rendre détersif & plus
durable.

Si les pustules ne cédent pas à ces topiques, il en faut venir à de plus forts,
tels que les suivans.

Prenez du lait virginal ℥j. de l'huile de tartre ℥ß. de la bonne eau-de-vie ℥iij. servez-
vous de ce mélange à l'heure du coucher,
& oignez le visage le matin avec l'huile
d'amandes douces, ou l'onguent de pommes récent, ou l'huile de semence de pavot
blanc.

Ou,

Prenez

Prenez de la semence de pavot blanc récente
Zj. de la semence de laitue nouvelle ℥ß.
des amandes douces récentes ℨiij. faites
infuser ces matiéres pendant la nuit dans
les eaux de nénuphar, de myrrhe & de
roses, de chacune ℥iv. pilez-les ensuite
dans un mortier, & faites-en une émulsion avec les mêmes eaux : ajoûtez-y, en
pilant, demi-scrupule de camphre. *Passez*
la liqueur à travers un linge, & mêlez à
chaque once de la colature, un scrupule de
mercure sublimé, très-exactement préparé. On trempera un linge dans cette liqueur, qu'on appliquera pendant la nuit
sur les dartres ou les pustules, lavant le
visage le matin avec l'eau de myrrhe. On
peut donner à ce topique le nom de lait de
pavot magistral.

Cérat pour les pustules, ou les dartres du front.

Prenez de la cire ℥iv. du blanc de baleine
récente ℨß. du camphre ℈j. de l'alun brûlé
& du borax, de chacun ℨß. du mercure
doux ℨij. mêlés pour un cérat selon l'art.

EAU ALUMINEUSE.

Prenez des sucs de morelle de jardin, de

plantain, de grande joubarbe, & de per-
ficaire, de chacun une livre ; des eaux-
rofes & de nénuphar, de chacune ℥ij. mêlez & diftillez ces matiéres dans un alem-
bic de plomb ; ajoûtez à chaque livre de la
liqueur diftillée, ʒij. d'alun de roche, &
ʒj. de fel de faturne.

Autres cofmétiques pour la Reine.

*Prenez du fuc de nombril de vénus, deux li-
vres ; du jus de citron, demi-livre ; du
vin d'Efpagne, une livre ; des eaux-ro-
fes & de nénuphar, de chacune demi-livre. De la myrrhe, mife en diffolution
dans le vin pendant vingt-quatre heures,
℥iij. mêlez ces matiéres, & les diftillez au
bain marie. Ou ce qui eft plus facile,*

*Prenez du fuc de grande joubarbe, ou plu-
tôt de celui de nombril de vénus, deux livres ; du fuc de limon & de l'eau-rofe,
de chacun demi-livre ; du vin d'Efpagne
une livre ; de la myrrhe ℥iij. mêlez &
diftillez d'abord ces matiéres au bain-marie, & vous fervez de l'eau qui en réfultera.*

EAU DE MYRRHE.

Prenez du lait de chévre récent, ou à fon

défaut , du petit lait de vache , deux livres ; des sucs de grande joubarbe , de
pommes odorantes, de fraises & de citron ,
de chacun une livre ; deux poulets éven-
trés lavés dans le vin blanc ; & douze
blancs d'œufs. Distillez ces matiéres au
bain-marie. Prenez de cette eau distillée
deux livres ; du bon vin d'Espagne , une
livre ; des eaux-roses & de nénuphar, de
chacune demi-livre ; de la myrrhe ℥vj.
Laissez dissoudre cette derniere par infusion , & distillez de nouveau au bain-
marie. Cette eau est très-bonne pour nettoyer & embellir la peau.

VERJUS COSMETIQUE.

Prenez du verjus récemment exprimé, six
livres ; du suc de citron, quatre livres ;
des sucs de grande joubarbe , ou de nombril de vénus , & de fraises , de chacun
deux livres ; des blancs d'œufs agités
dans l'eau , une livre ; du flegme de vin ,
& de l'eau de roses blanches , de chacun
une livre & demie ; des semences de melon & de pavot blanc récentes , infusées
dans l'eau décrite ci-dessus , & pilées, de
chacune ℥ij. de l'huile de myrrhe ℥ij. du
nitre purifié ℥j. de l'alun de roche ℥ß. du
borax ℥j. du camphre ℥iß. mêlez ces ma-

*tiéres , & les mettez en digeſtion pendant
huit jours à la chaleur du bain ou du fu-
mier ; enfouiſſez-les enſuite dans la cave
pendant deux mois , & puis filtrez la liqueur par le papier gris pour vous en ſervir au beſoin.*

Pommade rouge ſolide pour les lévres.

*Prenez de l'onguent blanc de pommes ʒiij. de
la cire blanche ʒvj. ou ʒj. de la racine
d'orcanete broyée , & bien arroſée d'eſprit de vin , ʒß. mettez ces matiéres dans
un vaiſſeau de verre , que vous placerez ,
après leur liquéfaction , au bain-marie ,
où vous les laiſſerez pendant une ou deux
heures , en les agitant continuellement
avec un bâton bien propre ; quand elles
auront contracté une chaleur convenable ,
vous les paſſerez à travers un linge. Après
que la matiére coulée ſera refroidie , formez-en des petits rhomboïdes , dont vous
oindrez les lévres gerſées , galeuſes & pâles , & elles deviendront rouges & unies.*

Pommade pour les aſpérités de la peau du viſage , laiſſées par les puſtules.

*Prenez de l'huile d'amandes douces récente ,
tirée ſans feu ʒij. de la cire blanche ʒv.*

du blanc de baleine ʒij. des perles prépa-
rées ʒj. du sucre candi ʒiß. du talc de
Venise ʒij. du borax ʒj. lavez trois ou
quatre fois l'onguent avec les eaux de frai-
ses & de nénuphar ; mêlez-y ensuite les
autres matiéres réduites en poudre très-
subtile, & agitez le tout jusqu'à blan-
cheur. Pour empêcher que cette pommade
ne rancisse, il vaut mieux se servir de
l'huile de Been per se, ou dépurée par le
mélange de l'huile de tartre.

Verjus pour le hâle & la sécheresse de la peau.

Prenez une grape de raisin verte, mouillez-
la, & la saupoudrez d'alun & de sel ; en-
veloppez-la ensuite dans du papier, &
faites-la cuire sous les cendres chaudes ;
exprimez-en ensuite le jus, dont vous la-
verez le visage pendant deux ou trois
soirs. Cette liqueur emporte le hâle admi-
rablement bien.

Mais je me suis souvent servi avec
succès de quelques remédes moins pom-
peux, & plus aisés à préparer, comme
sont, 1°. les sels de tartre, de nitre, &
de saturne, mêlés avec quelque pommade, ou dissous dans quelque menf-
true approprié ; ausquels j'ajoûtois

quelquefois un peu de vin blanc, & de fuc de citron. 2°. Le blanc d'œuf battu avec un peu de poudre d'alun, ou avec quelques grains de fublimé & de camphre. 3°. L'huile de myrrhe par défaillance, préparée en faifant cuire un œuf, puis ôtant le jaune durci, & rempliffant fa place avec de la poudre de myrrhe : on en rejoint enfuite les côtés féparés, on le place à la cave fur un plat ; la myrrhe s'y diffoût peu à peu, & fe réduit en huile par défaillance. C'eft un excellent cofmétique, de même que l'*onguent facial* de *Bate*.

Un Gentilhomme attaqué de tems en tems, depuis plufieurs années, d'une rougeur au vifage, accompagnée de puftules, vint me confulter fur fon état. Il fe plaignoit alors, outre quelques petits boutons qui n'élevoient pas beaucoup la cuticule, d'un fi grand feu par tout le vifage, qu'à peine il ofoit fe l'effuyer, crainte de l'irriter davantage ; ce feu le tourmentoit beaucoup, quelque froid que fût le tems, s'il venoit à s'approcher du feu. Lorfque fon vifage étoit extrêmement enluminé, & femblable à celui d'une perfonne yvre, j'obfervai que la peau en étoit fort rude, & qu'elle jettoit fréquemment des écailles farineufes, femblables à celles que jette la cuticule, après un éréfypele, ou une fiévre pourprée.

Je commençai la cure par une copieufe faignée du bras, & un grand véficatoire entre les épaules, pour détourner les humeurs des parties affectées.

Je donnai de quatre en quatre jours, à l'heure du coucher, un fcrupule de mercure doux, & le matin une infufion de rhubarbe, de fenné, de fel de tartre, &c. dans la vûe de brifer la vifcofité du fang, d'ouvrir les vaiffeaux obftrués, & d'emporter les humeurs nuifibles par les felles.

J'ordonnai encore, pour altérer les fucs, corriger leurs fels, & adoucir les parties âcres, un électuaire fait avec la conferve de fumeterre, l'hœthiops minéral, & l'antimoine crud ; faifant boire par-deffus, ou féparément, une prife de l'apozéme fuivant.

Prenez des racines de garance & de patience fauvage, de chacune ℥j. de celle de chicorée & d'ozeille, de chacune ℥ß. faites-en une décoction dans ce qu'il faudra d'eau de fontaine pour qu'il refte deux livres de liqueur. Ajoûtez fur la fin de la cuite, des feuilles de fumeterre & de fcabieufe, de chacune demi-poignée ; de la semence de coriande une pincée. Mêlez à la colature, clarifiée par résidence, ʒj. de sirop de fumeterre.

Lorsqu'il eut continué ces remédes pendant quelques semaines, ce qu'il ne fit point avec le succès que j'en attendois, je leur substituai les suivans.

Prenez de la chair de vipere récente ℈j. de la conserve de fumeterre ʒß. du tartre vitriolé v. grains, & avec la quantité suffisante de sirop de fumeterre, formez-en un bol que le malade prendra matin & soir, bûvant par-dessus demi-livre de petit lait, préparé avec le suc de grande joubarbe, suivant la méthode de Bate.

Je purgeai le malade toutes les semaines avec demi-dragme de pilules de tartre, prises le soir, & suivies le lendemain matin d'une once de sel admirable de *Glauber*, dissoûs dans du petit lait. Je me servis durant l'usage de ces remédes, des topiques que je jugeai les plus convenables. Lorsque le feu & la chaleur étoient incommodes, j'ordonnois cette lotion.

Prenez de l'eau de fleurs de sureau ʒiv. du sucre de saturne ℈j. mêlés pour une lo-

tion, dont vous baſſinerez le viſage deux ou trois fois par jour avec des linges imbus de cette liqueur.

Lorſque la démangeaiſon inquiétoit le malade, je preſcrivois le liniment qui ſuit.

Prenez de l'huile d'amandes douces ℥ß. de l'huile de tartre par défaillance ʒiß. mêlés pour un liniment, dont vous toucherez les parties avec une plume.

Ou,

Prenez de l'eau de fleurs de ſureau ℥vj. de l'eau de fleur d'orange ℥j. de l'huile de tartre par défaillance ℥ß. mêlés pour une lotion, dont vous vous ſervirez comme ci-deſſus.

Dans le tems de la cuiſſon & du fourmillement, je me ſervois du topique ſuivant :

Prenez de l'onguent de pommes ʒij. du lait de ſoufre, & de la céruſe, de chacun ℈j. du ſucre de ſaturne ℈ß. dont vous ferez un liniment avec un peu d'huile de tartre.

Si la qualité déterſive de l'huile de tartre rendoit quelquefois la peau tendre & ſenſible, je conſeillois le cérat blanc de *Bate ;* mais étant difficile de le retenir fur la partie, j'y fubftituai le mien de pierre calaminaire, qui réuffit admirablement bien.

Par cette méthode, le Malade recouvra, dans environ deux mois, fa premiére couleur ; quoique s'il marche beaucoup, ou s'il refte long-tems devant un grand feu, fon vifage eft encore fujet à devenir rouge & brûlant.

Le grand défir qu'il avoit de fe voir délivré de cette difformité, lui fit obferver un régime très-exact, fur-tout quant aux liqueurs fpiritueufes, dont l'ufage lui avoit été fort familier ; ce qui fit que je lui permis, pour foutenir fes forces & fon appétit, environ une chopine de vin par jour, fe contentant d'une prife de gruau à fon déjeuné & à fon fouper.

Après avoir abandonné les remédes internes, il fe fervoit encore le foir, pour unir la peau du vifage, d'une pommade faite avec demi-once de celle de fleurs d'orange, & demi-dragme de fleurs de *Bifmuth*, fe lavant légérement le vifage le matin avec une lotion compofée avec les eaux de fleurs d'orange, de fleurs de fureau, & l'huile de tartre par défaillance.

Il y a plufieurs autres taches & diffor-

mités , aufquelles la peau du vifage eft
plus fujette que celle des autres parties
du corps ; non-feulement à caufe de fa
texture plus fine & plus délicate , mais
fur-tout parce qu'étant plus expofée à
l'air froid , & à la chaleur du Soleil , les
humeurs s'y diffipent plus difficilement ,
à raifon du refferrement des pores , que
dans les parties qui font tenues chaudes
& couvertes. Mais comme la plus grande partie de ces taches ne différe guéres
des puftules ordinaires , ou des tubercules qui accompagnent la *couperofe* ,
nous laifferons à la fageffe des Praticiens,
le choix des formules rapportées , qu'ils
croiront les plus propres à la nature du
mal. Comme nous avons déja fait mention dans ce chapitre & dans celui des
Dartres, des puftules de l'efpéce dartreufe , nous ne parlerons que de quelques autres petits tubercules , des rouffeurs , & du hâle.

Ces tubercules ne font , je penfe , que
ce que les Auteurs défignent fous le
nom de *Vari*. Ils les décrivent comme
des petits boutons durs , de la groffeur
de la graine de chanvre , produits par
l'endurciffement de la lymphe cutanée
dans quelques - unes des glandes de la
peau. Si ces tubercules , nommés fu-

phirs, ne cédent pas, dit *Johnston* (*a*)
aux émolliens & aux difcuffifs, il faut
les emporter par la ligature, ou les toucher le foir avec l'huile de vitriol, de
foufre, ou de tartre, & les laver le matin avec une infufion ou décoction des
fleurs de féves.

Sennert (*b*) traite de ces tubercules
dans un chapitre particulier, & prétend
qu'ils ont quelque rapport avec le *Sy-
dracium*, dont nous avons déja parlé.
Il prefcrit pour leur cure, les remédes
fuivans.

*Prenez des farines de lupin & d'ers, de cha-
cune ℥j. de la femence de mauve & de la
racine d'iris, de chacune ℥ij. du fel ammoniac ℥j. dont vous formerez des trochifques avec le mucilage de la gomme
adragant, & les diffoudrez dans du lait
quand vous voudrez vous en fervir.*

Ou,

*Prenez du miel & du fort vinaigre, de cha-
cun demi-once mêlés.*

*Prenez de la litarge d'or & de la térébenthi-
ne, de chacun ℥ij. de l'huile d'olives ce
qu'il en faut, mêlés.*

Si les tubercules font plus durs,

(*a*) Idea univerf. Med. lib. 6. Arh. 2.
(*b*) Pract. lib. 5. Part. I. c. 23.

Prenez du savon noir ℥ß. du sel ammoniac & de l'encens, de chacun ʒiß. dissolvez-les dans l'eau, & leur donnez la consistance de cérat.

Prenez du suc de patience sauvage ℥ij. du vinaigre scillitic ℥ß. de la gomme ammoniac, dissoûte dans le vinaigre, ℥ij. du borax ʒiß. de l'alun ʒß. mêlés.

Prenez des racines de patience sauvage & d'aunée, coupées par morceaux, de chacune ℥j. des feuilles d'hyssope & de pouliot, de chacune ℥ß. faites-les cuire dans du vinaigre ; hachez-les ensuite menu, & y ajoutez du savon mol ℥ß. du sel ammoniac dissoût dans le vinaigre ℥ij. de la myrrhe, de l'encens & du borax, de chacun, ʒß. mêlés.

Mais si ces tubercules ont entiérement acquis la dureté des verrues, ils exigent alors la même extirpation que nous allons décrire dans le chapitre suivant, à l'occasion des cores & des poireaux.

Les rousseurs, nommées *Lentilles* à cause de leur ressemblance à ce légume, sont de petites taches rondes, de niveau avec la peau, d'une couleur jaunâtre ou tannée, répandues généralement fur le vifage, mais fur-tout fur le front; parce que la peau de cette partie fe trouvant plus denfe, permet moins l'évaporation des humeurs. Les lentilles attaquent auffi quelquefois le col & les mains, expofés comme le vifage à la chaleur du Soleil.

On les dit produites par la bile extra-vafée ; & condenfée au-deffous de la cuticule, en forme de petites gouttes ou taches jaunes.

Le hâle, appellé *infolatio*, & *morphæa maculofa*, *rutila*, *five flava*, en oppofi-tion au *morphæa alba*, qui eft une efpéce de *vitiligo*, vient de ce qu'ayant été long-tems expofé à l'ardeur du Soleil, l'humeur cutanée en a été altérée de maniére à rendre la peau brune, ou ta-née. Une plus grande *aduftion* de la mê-me humeur, imprime la couleur noire aux *Ethyopiens*, dont la peau, blanche en elle-même, ne tire fa noirceur que du caractére des humeurs qui font au-deffous.

Quelques-uns s'imaginent que le hâle eft extérieur à la cuticule, au lieu que les taches de rouffeurs font placées au-deffous : mais je crois cette idée mal fondée ; car il eft très-difficile d'empor-ter le premier, de même que ces der-

nieres , avec les remédes les plus déter-
fifs , fi du moins la premiére lame de la
cuticule n'eft enlevée pour faciliter la
fortie de l'humeur noirâtre arrêtée au-
deffous.

J'ai eu occafion plus d'une fois de me
convaincre que les extravafations ou ef-
florefcences bilieufes, font placées au-
deffous de la peau : ce que j'ai obfervé
fur-tout depuis peu dans une jeune Dame, qui s'étoit brûlée fuperficiellement
le front , & les autres parties du vifage ,
par la flamme des barbes de fa coëffe, où
elle avoit mis le feu par mégarde. Je lui
fis d'abord oindre les endroits brûlés
avec l'huile de fureau ; mais la peau
devenant rude , & paroiffant vouloir
s'écailler , je me fervis d'un cérat fait
avec la cire blanche , & la quantité fuffifante d'onguent blanc de camphre. Je
trouvai le lendemain diverfes petites
veffies dans quelques endroits , tandis
que dans d'autres il vint avec l'emplâtre , plufieurs petits flocons contenans
la lame externe de la cuticule : lame où
je vis clairement , à la furface interne ,
certaines taches jaunes , que je conjec-
turai être les rouffeurs aufquelles la Dame étoit fort fujette. J'emportai un morceau de cet épiderme chez moi , où

l'ayant examiné avec mon microscope, chaque lentille me parut approcher de la grandeur d'un liard. Elles ne paroisfoient point exactement rondes ni unies, mais rudes & inégales dans leurs surfaces ; elles étoient de couleur tanée, ou d'un jaune obscur. J'eus ensuite la curiosité d'en détacher quelques-unes avec la-pointe d'une aiguille, & de les appliquer légérement sur ma langue : j'y apperçus, ou du moins je le crus ainsi, le goût de la bile, ou d'un parfait amer ; ce qui me confirma dans l'opinion que les taches de rousseurs sont probablement produites par certaines particules de cette humeur, qui portées à la surface de la peau, & ne trouvant point de passage par la cuticule, forment, desséchées par la chaleur, ces petites taches jaunes qui paroissent à travers. Mais quelle qu'en soit la cause, c'est une remarque certaine que ceux qui ont les cheveux rouges, sont communément sujets aux rousseurs. Comme je suppose que peu de personnes voudront faire l'expérience de la Dame en question, quelqu'infaillible qu'elle soit pour emporter ces taches, j'ai choisi les remédes suivans comme ceux qui m'ont parû les moins dangereux, & les moins douloureux.

Prenez des eaux de fleurs de sureau & de féve, de chacune parties égales, mêlés pour une lotion.

Prenez du fiel de chévre, de bouc, ou de vache, ce que vous en voudrez, mêlez-le avec de la poudre de verre très-subtile pour un liniment.

Prenez de la gomme de cérisier ce que vous en voudrez, dissolvez-la dans du fort vinaigre, & la mêlez avec tant soit peu de farine d'avoine pour une mixture, dont vous laverez ou oindrez souvent les parties affectée.

Prenez des racines d'iris & d'ellébore blanc pulvérisées, de chacune une partie; du miel deux parties; incorporez-les ensemble, & oignez-en les lentilles. Ce reméde guérit promptement les rousseurs. Le suc de scabieuse mêlé avec du borax & du camphre, produit le même effet.

Crollius recommande beaucoup l'esprit de tartre. *Hippocrate*, le fiel de taureau, battu avec de l'huile, & appliqué sur les parties.

Le cataplasme des farines d'ers & de lupin, avec la crême de ptisane, convient aussi. Ou,

Prenez de la racine de bryone, du lait de chévre, des eaux de lys de vallée, de feau de falomon & de rave, de chacun ℥ij. faites macérer ces matiéres pendant huit jours, après quoi vous les diftillerez. Vous pourrez ajoûter à l'eau diftillée, un peu d'huile de tartre. Avant de vous fervir de cette liqueur, vous laverez le vifage avec de l'eau tiéde.

La favonnette cofmétique de *Bate*, eft auffi un excellent reméde. En voici la formule :

Prenez du favon de Venife ℥ij. diffolvez-le dans ℥j. de fuc de limon, ajoûtez-y de l'huile d'amandes douces, & de celle de tartre par défaillance, de chacune ℥ß. Mêlez & expofez la matiére au Soleil, l'agitant tous les jours jufqu'à ce qu'elle acquierre la confiftance d'onguent ; ajoûtez-y vj. gouttes d'huile de bois de rofes, & gardez ce topique pour l'ufage.

Il faut oindre le foir les parties affectées avec cet onguent, & les laver le lendemain matin avec l'eau de fon, ou celle de lupin.

La mixtion fuivante du même Auteur, qui eft beaucoup plus fimple, m'a généralement réuffi.

Prenez de l'huile d'amandes améres ʒj. de celle de tartre par défaillance ʒ ß. de l'huile de bois de rofes ij. gouttes, mêlés.

Dans l'ufage de ce topique, l'huile de tartre doit être augmentée ou diminuée felon la fineffe, ou la groffiéreté de la peau, ou fuivant que le malade peut la fouffrir ; la quantité en eft fuffifante, fi elle enléve la lame externe de la cuticule, qu'on voit alors fe féparer en petites écailles ; après quoi on peut fe fervir de quelques-unes des pommades ordinaires. Cette huile excitera d'abord, dit le même Auteur, un peu de cuiffon & de démangeaifon ; mais ces accidens fe diffiperont bien-tôt, fans aucun autre inconvénient.

La même huile verfée par gouttes dans l'eau de féve, de lys, ou de fontaine, jufqu'à ce qu'elle rende l'eau graiffeufe, ou gluante entre les doigts comme une leffive, produit le même effet fi l'on en baffine les parties. Ou,

Prenez du foufre vif finement pulvérifé ʒ ß. du favon noir ʒj. pliez-les dans un nouet, que vous fufpendrez pendant neuf jours dans ℔ ß. de fort vinaigre, dont vous laverez enfuite les parties affectées deux fois par jour.

Prenez du camphre ℥ij. broyez-le dans un mortier de verre, en y verſant peu à peu ℥j. de ſuc de limon. Ajoûtez enſuite ℔j. de vin blanc. Coulez, faites un nouet du camphre qui reſtera ſur le filtre, & le ſuſpendez dans la liqueur, dont vous uſerez pour lotion.

Quelques-uns ſe ſervent uniquement de l'eau de pluye diſtillée, mêlée avec le ſuc de citron, & un peu de camphre.

D'autres font uſage de la liqueur qui coule par défaillance du tartre, du talc, & du ſel fortement calcinés, & placés enſuite dans une cave humide pour les y faire diſſoudre.

D'autres employent l'eau-roſe, ſuffiſamment aiguiſée avec l'huile de foufre.

D'autres enfin, une décoction de ſon, où ils font diſſoudre du ſel ammoniac, & du ſel de tartre.

Remarquez qu'après avoir uſé quelque tems de ces remédes piquans & déterſifs, il en faut ſouvent venir à des topiques plus doux, comme l'huile d'amandes douces, le blanc de baleine, les pommades ordinaires, ou le cérat blanc de *Bate*, mis le ſoir ſur les parties affectées, & lavées le lendemain matin avec de l'eau tiéde & un peu de ſon fin ou de gruau ; ou avec du lait & de l'eau, où l'on a mêlé un peu de suc de limon, si la tendresse de la partie le permet. Mais je préfére à tous ces remédes le liniment suivant, auquel il y a à peine aucun cosmétique comparable.

Prenez des fleurs de Bismuth ʒij. de l'onguent de pommes ʒvj. de l'huile de bois de roses deux gouttes, mêlés

On peut en tout tems oindre légérement le visage avec ce liniment, ou avec les fleurs de Bismuth seules, qu'on passe doucement sur le visage avec un morceau de peau de chamois : ces cosmétiques font le teint aussi beau qu'on peut le souhaiter ; non-seulement en rendant la peau blanche & douce, mais encore en détruisant les dartres, les pustules, &c.

Forestus parle d'une femme sujette à une rougeur au nez, sur-tout en hyver, qu'il nous dit avoir guérie après la purgation, avec l'onguent suivant, dont *Gilbertus Horstius* avoit accoutumé de se servir à *Rome*.

Prenez du soufre vif préparé ʒiij. du gingembre blanc ʒij. faites-les cuire doucement dans parties égales de vin blanc du

Rhin, & d'eau-rose, jusqu'à la consomp-
tion de la liqueur. Mêlez ensuite la pou-
dre avec ce qu'il faut de graisse de porc
récente pour un onguent.

La Malade oignoit le soir le visage
avec cet onguent, & le lavoit le lendemain matin avec les eaux de roses, de
féves, & une décoction de son tiéde.
Ce topique guérit aussi, selon cet Auteur, les pustules du visage.

Nous avons déja observé qu'avant
d'en venir aux applications externes,
sur-tout aux froides & aux répercussi-
ves, il est essentiel de rectifier la masse
des humeurs, & de détruire les obstructions des viscéres, crainte d'attirer les
mêmes accidens, que *Ph. Salmuth* (a) dit
être arrivés à un homme, qui au lieu
d'emporter la rougeur & les boutous
qu'il avoit au visage, par certains topiques dont il usa, les fit tous rentrer en-
dedans; après quoi il fut saisi de la goutte, ensuite d'une paralysie dans les bras,
& enfin la mort termina la scéne.

Quelques Auteurs proposent pour
guérir cette maladie, une opération
Chirurgicale. Elle consiste à couper,
ou à détruire les gros vaisseaux du visa-

____
(a) *Cent.* 2. *Obs.* 35.

ge , afin , difent-ils , d'intercepter le cours du fang vers cette partie. Voici là-deffus le fentiment de *Bayrus* (a).

La rougeur du vifage vient quelquefois, dit cet Auteur, de l'abondance du fang , qui rapporté par la grande veine du front, fe répand fubitement dans tout le vifage : une Comteffe, ajoute-t-il, m'ayant fait appeller à cette occafion, j'apperçûs comme elle me parloit , que le fang fe répandit précipitament de cette veine fur tout le vifage ; obfervant ce vaiffeau gorgé de fang , je lui perfuadai de le laiffer ouvrir. Pour cet effet je fis rafer dans l'endroit de la veine , un peu au-deffus de la future coronale , & j'ordonnai au Chirurgien d'appliquer un cautere fur ce vaiffeau dans l'endroit rafé , avec ordre de ne l'y tenir pas plus d'une heure ; mais l'y ayant laiffé pendant deux heures , le fang lui fauta au vifage avec violence , lorfqu'il voulut l'ôter. Ayant cependant arrêté l'hémorragie , & appliqué l'appareil convenable , il furvint un gonflement confidérable avec *échymofe* , depuis l'ouverture du vaiffeau jufqu'au nez. Mais ces accidens ayant bientôt difparus, & la face fe trouvant privée par la deftruc-

(a) *Pract. lib. 8. chap. 3.*

tion de cette veine, du fang qu'elle lui rapportoit, la Malade fut délivrée pour toujours de fes rougeurs.

Severinus (*a*) propofe cette méthode de couper les veines, pour intercepter l'abord du fang, & emporter par-là la rougeur & l'inflammation du vifage, du nez, des yeux, &c. *Bonnet* la décrit (*b*) auffi.

D'autres, comme *Botal* (*c*), confeillent pour le même but, ou plutôt pour la rougeur du nez, la faignée des vaiffeaux des narines. Cet Auteur affure l'avoir vû réuffir „ & dans ce cas, & dans les douleurs de tête, & les anciennes maladies des yeux. Il préfére l'ouverture de ces veines par la lancette ou la piquûre, à l'application des fangfues, dont nous lifons deux exemples fatals, un dans *Hercule Saxon*, à l'occafion d'un Sénateur de Padoue, qui périt miférablement par une fangfue, qui appliquée à une narine dans une fiévre, s'y gliffa fi avant, qu'il fut impoffible de la r'avoir. Cet accident que j'avois vû, dit le même Auteur, arriver auffi autrefois à *Venife*, me toucha infiniment. L'autre exemple fe trouve dans *Paulus Magnus*,

(*a*) *Medicin. Effic. p. 67.*
(*b*) *Lib. de Sang. Miff.*
(*c*) *Lib. de curat. per fang. miff.*

qui

qui rapporte qu'étant à *Rome* en 1572. il vit une fangfue appliquée à la narine d'un malade par un Chirurgien, pénétrer jufqu'aux membranes du cerveau, où elle refta, quelques efforts qu'on fît pour l'ôter, jufqu'à ce qu'elle eût tué le Malade.

H. ab Heers met en queftion fi les eaux de *Spa* font bonnes pour les rougeurs du vifage, & les yvrognes boutonnés & couperofés. Il répond lui-même, que comme ces boutons ou puftules dépendent communément de la chaleur immodérée du foye, ces eaux ne fçauroient convenir généralement dans ces cas, puifqu'elles échauffent beaucoup ce vifcére; car il eft certain que fi quelqu'un dans le cas de la couperofe, les bûvoit pendant un tems confidérable, il reviendroit de *Spa* avec un vifage beaucoup plus rouge que lorfqu'il y eft allé, comme je l'ai obfervé dans plufieurs perfonnes; mais attendu que les bûveurs boutonnés contractent prefque toûjours, à caufe de l'*aduftion* du fang du foye, des obftructions plus ou moins grandes dans les vaiffeaux méféraïques, ils peuvent boire pendant dix jours les eaux de *Spa* avec fûreté, parce que l'obftruction étant emportée par cette boiſſon ; le foye peut être enſuite réduit à ſa premiére température par quelques remédes rafraîchiſſans.

Il y a d'autres taches, particuliéres. ſelon *Hippocrate*, au viſage des femmes enceintes : taches qu'il regarde par con-ſéquent comme un des ſignes de la groſ-ſeſſe, & même comme une marque, quoique bien faillible, du ſexe du *fœtus*, ſuivant cet aphoriſme : *Quæ utero geren-tes, maculam in facie veluti ex ſolis uduſ-tione habent, eæ, femellas plerumque ge-ſtant.* Les Auteurs déſignent générale-ment ces taches ſous le nom d'*Ephelides.* *Sennert* (a) les dit brunes, ou tanées, ſi-tuées ſur-tout ſur le front des femmes groſſes : elles ſont quelquefois de la grandeur de la paûme de la main, & ſans inégalités ; contre ce que dit *Celſe*, qui les nomme *Aſperitates quædam & durities mali coloris.*

On en rapporte la cauſe à la réten-tion des menſtrues ; quoique, ſelon *Sen-nert*, ces taches arrivent auſſi aux filles dans le tems de leurs régles. Il preſcrit dans ce cas à ces derniéres le ſuc de ra-cine de bugloſſe, & aux femmes en-ceintes le reméde ſuivant :

Prenez du camphre une dragme, du nitre

(a) *Prax. l. 6. part. 3. ſect. 1. c. 2.*

deux dragmes. Incorporez ces matiéres avec du miel, & oignez-en le visage.

J'avoüe que je n'ai jamais remarqué que ces taches fuffent particuliéres aux femmes groffes : fi elles le font , il eft très-probable qu'elles viennent de la *ca-cochymie* à laquelle elles font fouvent fu-jettes à l'occafion de certaines fubftan-ces bizarres que leur appétit dépravé les porte à manger. Mais quoi qu'il en foit , cette affection de la peau eft em-portée par les mêmes topiques que le hâle dont nous avons déja parlé. Ainfi après avoir rapporté un ou deux remé-des pour les gerfures des lévres , je concluërai ce chapitre par une feule hi-ftoire prife des diverfes Obfervations que j'ai eu occafion de faire fur les in-commodités dont il s'agit.

HUILE DE FROMENT
du Docteur Bates.

Cette huile fe fait en exprimant for-tement du froment écrafé entre deux plaques rougies au feu. Elle eft excel-ente , felon l'Auteur , dans les fentes des mains , les ulcéres des pieds , les gerfures des lévres , les dartres , la ru-deffe de la peau , &c.

Onguent du même pour les fentes & les gersures.

Prenez de la myrrhe, du gingembre & de la litarge d'argent, de chacune ʒß. du miel ʒij. de la cire ʒj. de l'huile-rosat ʒiij. de l'huile de bois de roses v. gouttes : mêlés selon l'art.

Ou,

Prenez du bol, de la myrrhe & de la céruse, de chacun ʒij. de la graisse de canard, ce qu'il en faut pour un liniment.

Ou,

Prenez du suif de bœuf ʒiß. de la cire ʒß. de la térebenthine ʒij. de l'huile d'amandes douces, ce qu'il en faut pour un liniment, pour les lévres.

Une Dame souvent affligée de la goutte-rose à l'occasion d'un sang bilieux & échauffé qui se portoit au visage, à la moindre surprise, ou au moindre exercice du corps, se vit enfin défigurée par plusieurs pustules & tubercules durs, occasionnés par l'épaississement & la corrosion des humeurs arrêtées de plus en plus dans les glandes cutanées du visage. Après l'essai indis-

cret de presque tous les remédes empiriques dont elle avoit oüi parler, elle
pensa à la salivation qu'elle ne voulut
cependant pas entreprendre sans m'a-
voir consulté.

J'attribuai d'abord le transport con-
stant des humeurs vers le visage, à la
suppression des régles, occasionnnée,
comme je l'inférai du récit de la Malade, par le chagrin de la mort de son ma-
ri, & le froid qu'elle avoit souffert par
les veilles. Je l'assûrai que si nous pou-
vions rappeller les menstrues, & emporter les obstructions des viscéres &
des vaisseaux de la matrice, il nous seroit aisé de guérir l'inflammatiou & les
pustules du visage dont quelques-unes
étoient déja remplies de pus, & les aures commençoient à suppurer. Je lui
fis appliquer jour & nuit par-dessus de
mon onguent de pierre calaminaire qui
amollit celles qui étoient encore dures,
& acheva la suppuration de celles qui
étoient déja ouvertes, ou que j'ouvris
moi-même; & dont la cicatrice suivit
bientot sans aucune autre application.
Mais pour dissiper l'inflammation, la
Malade fut d'abord saignée du bras, &
quelques jours après du pied : je lui fis
aussi appliquer un véficatoire à la nu-

que , dont le grand avantage qu'elle en
retira d'abord le lui fit continuer sous
la forme de *cautére volant*. Je la purgeois
en même tems toutes les semaines avec
la rhubarbe & le mercure doux , évitant
la scamonée & l'aloës dont l'usage lui
avoit auparavant enflammé le sang. Elle
étoit d'ailleurs fort réguliére dans le régime , & usoit exactement de l'apozéme & de l'électuaire suivans :

Prenez de la racine de garance, de la ja-
cobée & de la fumeterre, de chacune une
poignée ; du dictame de Créte , demi-poi-
gnée ; de la semence d'anis écrasée ʒij.
Faites-les cuire dans ce qu'il faut d'eau
de fontaine , pour qu'il reste deux livres
de colature. Dissolvez dans celle-ci ʒij. de
sirop des cinq racines apéritives.

Prenez de l'antimoine diaphorétique ʒß. de
l'Ens Veneris ʒj. de la conserve de Ki-
norodon ʒj. du sirop de fumeterre , ce
qu'il en faut pour former un électuaire ,
dont la Malade prendra de la grosseur
d'une noix muscade d'abord matin & soir,
& ensuite elle boira par-dessus la prise du
matin , cinq ou six onces du même apozé-
me , & la même quantité sans électuaire ,
à quatre heures de l'après-midi.
Elle prenoit la veille de sa purgation

le lavement prescrit ci-dessous, & le
lendemain de la médecine elle recevoit dans le vagin la fumée de la même
décoction. Elle n'eut pas plutôt usé
trois fois de cette fumigation, que ses
menstrues reparurent. Le visage étant
déja alors en assez bon état, elle ne se
servit plus d'autres topiques que de la
lotion avec le camphre, le jus de citron & le vin blanc, prescrite ci-devant.

Prenez des racines de bryone blanche &
d'aristoloche ronde, de chacune ℥ß. de la
racine de Zédoaire, & des bayes de lau-
rier, de chacun ℨij. de la matricirae, de
l'armoise, des sommités de Sabine, &
des fleurs de camomille, de chacun de-
mi-poignée : Faites cuire ces matiéres dans
ce qu'il faut d'eau de fontaine ; dissolvez
dans ℥xij. de la décoction ℥ß. d'électuai-
re de bayes de laurier ; mêlés pour un la-
vement.

Je faisois supprimer pour la fumigation l'électuaire de cette décoction, &
y ayant ajoûté une dragme de teinture
de myrrhe, la Malade en recevoit la vapeur chaude dans le vagin, sur une chai-
se percée, pendant un quart d'heure,
& évitoit ensuite le froid avec soin.

Q iiij

TABLE
DES MATIERES
Contenues dans le premier Volume.

A.

B.

C.

F.

H.

I.

L.

M.

R.

S.

DES MATIERES.

Fin de la Table des Matiéres.

Page 31. *ligne* 9. craſſe, *liſez* craſe.

P. 42. *lig.* 8. Ʒiß. *liſ.* Ʒiß.

P. 64. *lig.* 21. *liſ.* Ʒ.

P. 82. *lig.* 15. *liſ.* Ʒ.

P. 89. *lig.* 18. *liſ.* Ʒ.

P. 91. *lig.* 11. *liſ.* Ʒ.

P. 92. *lig. der. liſ.* Ʒ.

P. 143. *lig.* 4. *liſ.* Sagapenum.

P. 145. *lig.* 16. & 17. extraordinaire, *liſ.* accidentelle.

P. 161. *lig.* 9. *liſ.* lavez-le.

P. 168. *lig.* 2. *liſ.* du miel.

Ibid. lig. 5. *après* ſafran, *liſ.* Ʒiij.

P. 176. *lig* 7. *liſ.* la.

P. 179. *lig.* 22. papilles pyramidales, *liſ.* mamelons pyramidaux.

P. 187. *lig.* 16. Ʒij. *liſ.* Ɔij.

P. 189. *lig.* 17. *après* ſtyrax, *liſ.* Ʒij.

P. 190. *lig. liſ.* Ʒij.

P. 192. *lig. der. après* arabique *ajout.* un point.

P. 204. *lig.* 2. *liſ.* Ʒij.

P. 205. *lig.* 6. poignée, *liſ.* pincée.

P. 207. *lig.* 22. Ʒß. *liſ.* Ʒiß.

P. 210. *lig.* 9. *liſ.* anodins.

P. 228. *lig.* 18. *liſ.* petite centaurée.

P. 249. *lig.* 11. ils, *liſ.* &.

P. 252. *lig.* 8. *liſ.* Ʒ.

P. 253. *lig.* 22. *liſ.* Ʒ.

Ibid. lig. 23. Ʒß. *liſ.* Ʒij.

P. 265. *lig.* 10. *liſ.* Ʒ.

P. 267. *lig.* 20. *après* ſa, *liſ.* couleur.

P. 275. *lig. der. liſ.* Céphalalgie.

P. 310. *lig.* 10. *liſ.* le.

P. 330. *lig.* 15. *avant iv. lif.* ℥.
P. 331. *lig.* 16. *lif.* crafe.
Ibid. lig. 28. *lif.* de.
P. 333. *lig.* 10. narines, *lif.* ranines.
P. 335. *lig.* 17. *lif.* ℥.
P. 337. *lig.* 2. *lif.* ℥.
Ibid. lig. 22. *lif.* récent.
P. 343. *lig.* 25. *lif.* ℥.
P. 348. *lig.* 25. *lif.* ℥.
P. 349. *lig.* 7 *lif.* ℥.
Ibid. lig. 22. *lif.* cors.
P. 351. *lig.* 9. peau, *lif.* cuticule.

vrage ci-deffus en un ou plufieurs volumes ;
autant de fois que bon lui femblera , & de les
vendre , faire vendre & debiter par tout notre
Royaume , pendant le temps de trois années
confécutives, à compter du jour de la date
defdites Préfentes. Faifons défenfes à tous
Libraires, & Imprimeurs , & autres perfonnes
de quelques qualité & condition qu'elles
foient, d'en introduire d'impreffion étrangere
dans aucun lieu de notre obéiffance : à la
charge que ces Préfentes feront enregiftrées
tout au long fur le Regiftre de la Commu-
nauté des Libraires & Imprimeurs de Paris,
dans trois mois de la date d'icelles ; que l'impreffion dudit Ouvrage fera faite dans notre
Royaume & non ailleurs, en bon papier &
beaux caracteres, conformément à la feuille
imprimée & attachée fous le contrefcel defdites Préfentes , que l'Impétrant fe conforme-
ra en tout aux Reglemens de la Librairie, &
notamment à celui du 10. Avril 1725. & qu'a-
vant que de les expofer en vente le Manufcrit
ou l'Imprimé qui aura fervi de copie à l'impreffion dudit Ouvrage, fera remis dans le
même état où l'Approbation y aura été donnée , ès mains de notre très-cher & féal Chevalier le fieur Daguesffeau Chancelier de France, Commandeur de nos Ordres ; & qu'il en
fera enfuite remis deux Exemplaires dans notre Bibliotheque publique, un dans celle de notre Château du Louvre, & un dans celle de
notre très- cher & féal Chevalier le fieur
Daguesffeau Chancelier de France , le tout à
peine de nullité des Préfentes : du contenu
defquelles vous mandons & enjoignons de
faire jouir ledit Expofant ou fes ayans caufe, pleinement & paifiblement, fans fouffrir

qu'il leur ſoit fait aucun trouble ou empêche-
ment : Voulons que la Copie deſdites Pré-
ſentes qui ſera imprimée au commencement
ou à la fin dudit Ouvrage, foi ſoit ajou-
tée comme à l'Original : Commandons au
premier notre Huiſſier , ou Sergent de faire
pour l'exécution d'icelles tous actes requis &
néceſſaires , ſans demander autre permiſſion ,
& nonobſtant clameur de Haro , Charte
Normande & Lettres à ce contraires: Car tel
eſt notre plaiſir. Donné à Paris le trentié-
me jour du mois d'Août , l'an de grace mil
ſept cent quarante - trois , & de notre Regne
le vingt huitiéme. Par le Roi en ſon Conſeil.

Signé , **SAINSON.**

*Régiſtré ſur le Régiſtre XI. de la Cham-
bre Royale des Libraires & Imprimeurs
de Paris , N°. 227. fol. 187. conformément
aux anciens Réglémens confirmés par celui
du vingt-huit Février 1723. à Paris , le
ſix Septembre 1743.*

Signé , **SAUGRAIN ,** *Syndic.*

9 782329 617091